第3辑

中西医结合慢性病
防治指导与自我管理丛书

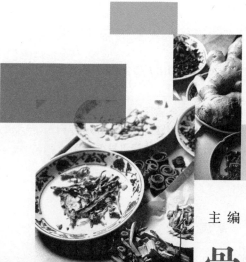

主编 ⊙ 钱先　郭云柯

骨质疏松

U0295097

人民卫生出版社

图书在版编目（CIP）数据

骨质疏松 / 钱先，郭云柯主编 . —北京：人民卫生出版社，
2018

（中西医结合慢性病防治指导与自我管理丛书）

ISBN 978-7-117-27109-7

Ⅰ . ①骨… Ⅱ . ①钱…②郭… Ⅲ . ①骨质疏松 – 防治
Ⅳ . ①R681

中国版本图书馆 CIP 数据核字（2018）第 209880 号

人卫智网	www.ipmph.com	医学教育、学术、考试、健康，购书智慧智能综合服务平台
人卫官网	www.pmph.com	人卫官方资讯发布平台

骨 质 疏 松

主　　编：钱　先　郭云柯
出版发行：人民卫生出版社（中继线 010-59780011）
地　　址：北京市朝阳区潘家园南里 19 号
邮　　编：100021
E - mail：pmph @ pmph.com
购书热线：010-59787592　010-59787584　010-65264830
印　　刷：三河市博文印刷有限公司
经　　销：新华书店
开　　本：787×1092　1/32　印张：5
字　　数：81 千字
版　　次：2018 年 10 月第 1 版　2019 年 7 月第 1 版第 2 次印刷
标准书号：ISBN 978-7-117-27109-7
定　　价：25.00 元

打击盗版举报电话：010-59787491　E-mail：WQ @ pmph.com
（凡属印装质量问题请与本社市场营销中心联系退换）

骨 质 疏 松

主　编　钱　先　郭云柯

副主编　鲁　璐　谢　榆

编　者　（按姓氏笔画为序）

张旭泓　陈剑梅　袁雅琪

钱　先　郭　峰　郭云柯

韩善夯　鲁　璐　谢　榆

前　言

骨质疏松是一种"静悄悄的流行病"，我国人口老龄化趋势明显，骨质疏松的患病率迅猛增加，骨质疏松及骨质疏松性骨折所带来的危害也愈加严重。因此，骨质疏松将成为我国所面临的重要公共健康问题。

尽管骨质疏松及骨质疏松性骨折在我国的流行趋势愈演愈烈，但人们对该病的认知还明显缺乏。即使发生了骨质疏松性骨折，给予有效抗骨质疏松治疗的患者比例也很低，因此需要从全社会范围加强对骨质疏松的防治。

本书是一本适合广大中老年人、从事骨质疏松防治的各科医务人员、基层卫生工作者阅读的科普读物。通过基础知识导航、个人调理攻略、名医防治指导、药食宜忌速查、医患互动空间五大章节的内容，阐述了骨质疏松的定义、类型、发病原因、表现、后果、药物治疗、个人保健、饮食调理等。

本书内容全面、条理分明、通俗易懂，对骨质疏松的防治有一定的指导作用。

衷心感谢全体编写人员在繁忙的临床、教学、科研工作之余，鼎力支持本书撰写。本书的编写工作也得到了人民卫生出版社编辑老师的精心指导，在此一并表示感谢。

由于该学科发展快，参编人员水平有限，书中的谬误之处在所难免，敬请各位专家学者批评指正。

编　者
2018 年 5 月

目 录

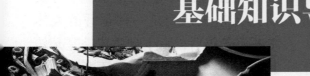

第一章
基础知识导航

一、骨质疏松的定义

骨质疏松是一组以骨量减少或（和）骨组织微结构破坏为特征的，导致骨强度下降、骨脆性增加，以及易于发生骨折的全身性骨骼疾病。从疾病的过程来看，骨质疏松至少包括骨量减少、骨质疏松和骨质疏松性骨折三个阶段。

二、骨质疏松观念的改变

随着人口的不断老龄化，人们逐渐认识了骨质疏松。在最初骨质疏松被认为是一种正常的人体衰老表现，人体进入老年后，发生骨质疏松是必然的，无需治疗也无法治疗。随着研究的不断全面和深入，医学学者发现骨质疏松是人体骨骼在增龄过程中的一种退行性改变，这种改变随增龄而发展。最新的医学研究表明，骨质疏松这种增龄性的退行性改变已超出了生理范围，对原本正常的人体造成了病理性危害，如同老年白内障造成失明一样，骨质疏松是人体在增龄过程中退行性改变的病理性加速，骨质疏松是一种疾病，危害了人体的健康。

当前由于媒体的误导，人们还简单地将骨质疏松误认为是"缺钙""老化",其实这些都是十分片面的。骨质疏松并非人们想象的是"缺钙"或"老化"那么简单。增龄使得人体在多种内脏器官功能上出现障碍,人体内分泌代谢的失调,才是骨质疏松发生、发展最重要的原因。我们所面对的骨质疏松也并非"缺钙"所致,而骨质疏松与钙的关系的根本点在于,骨质疏松是由于人体内分泌代谢功能紊乱,钙、磷代谢失调,骨骼无法有效地吸收、利用钙元素,致使大量的钙元素由消化道排出,所以不提高骨骼对钙元素的摄取率,任何形式的单纯补钙都将是徒劳的。

传统观点认为,钙可以促使青少年骨骼生长发育加速,骨矿含量增加,单纯补钙即可防治老年人的骨质疏松。新近研究证明,妇女绝经早期的高剂量钙剂补充无法减缓骨量的快速丢失,盲目补钙还可能会导致结石、血管硬化、高血压等疾病的发生或加剧,钙剂的补充应是适量、多次、有目的进行。

三、骨强度、骨密度和骨质量的定义

骨强度主要由骨密度和骨质量两方面决定。骨密度可用单位面积(或体积)内矿物质的含量来表示，任何个体的骨密度是峰值骨量和骨丢失量二者的综合；骨质量包括骨骼构筑、骨代谢转换、骨骼积累性破坏（显微骨折）和骨矿化程度的总称。

四、骨 的 重 构

人体骨骼也同其他组织一样不断地进行新陈代谢，即骨的重构（骨的吸收与骨的形成之间达到平衡的过程）。成年人的骨重构率约为每年 5%~15%。成骨细胞负责骨的形成，破骨细胞负责骨的吸收，两种细胞在骨表面同一部位相继进行活动。骨的重构分为 3 个阶段：①破骨细胞吸附在骨表面，吸收少量骨，形成凹陷；②成骨细胞进入凹陷，形成新骨；③骨基质矿化，新形成的骨相当于吸收的骨。若被破骨细胞吸收的凹陷未被新骨填满，形成的新骨量少于被吸收的骨量时即发生负平衡，从而导致骨总量的丢失，引起骨质疏松。

五、骨质疏松发病情况

骨质疏松是一个世界性的骨骼健康问题。目前，全世界大约有 2 亿人患骨质疏松，其发病率已跃居世界各种常见病的第 7 位。在西方，每 4 名妇女或每 8 名男性中就有 1 名罹患此病。在美国，已有 1000 万骨质疏松患者和 1800 万人可能发展成为骨质疏松的低骨量患者。在美国和欧洲，每年大约有 250 万因骨质疏松引起骨折，每年仅此项医疗费用大约 230 亿美元。椎体骨折可能是最常见的骨质疏松性骨折，可引起驼背和身材变矮，有较高的发病率，长期随访死亡率超过 4%；髋部骨折造成了严重的社会和经济负担，每年髋部骨折病人约 6.5 万，死亡率高达 10%~20%，同时尚有 1/3 残废，19% 的病人需要长期护理；且髋部骨折的发生率和死亡率随年龄增长而急剧上升。在高龄老年人中，1/3 的女性和 1/6 的男性将会发生髋部骨折。终其一生，女性发生髋部骨折的危险性大于乳腺癌、子宫内膜癌和卵巢癌等危险性的总和，而男性发生髋部骨折的危险性亦高于前列腺癌。

中国是世界人口大国，随着人口的老龄化，骨质疏松的发病率逐渐增加。1999 年调查发现中国 60 岁以上人群骨质疏松患病率，正位腰椎（L2~L4）男、女分别为 11% 和 21%，股骨颈分别为 11% 和 27%。近年来，在华北、华南、西南以及东北五大区对 40 岁以上汉族人群的调查结果显示，骨质疏松患病率为 12.4%，其中男 8.5%，女 15.7%；骨量减少发生率为 15.8%。

六、骨质疏松的类型

表 1-1　骨质疏松的类型

第一类原发性骨质疏松	第二类继发性骨质疏松
退行性骨质疏松	A 内分泌性疾病
Ⅰ型绝经后骨质疏松	B 骨髓增生性疾病
Ⅱ型老年性骨质疏松	C 药物性原因
特发性骨质疏松	D 营养缺乏性疾病
A 特发性青少年骨质疏松	E 慢性肝、肾、肺等脏器疾病
B 特发性成年骨质疏松	F 结缔组织性疾病
C 妊娠哺乳期骨质疏松	G 失用性原因
	H 先天性疾病
	I 其他疾病与因素

七、骨质疏松的共同发病因素

（一）内分泌因素

1. **雌激素**　早在 20 世纪 40 年代即明确雌激素缺乏是绝经后骨质疏松的原因，雌激素包括雌酮、雌二醇及雌三醇；其中雌二醇作用最强，生育期分泌最多，绝经后雌二醇下降明显，产生率仅为绝经前的10%。卵巢早衰者，骨质疏松提前出现。瘦型妇女较肥胖者易患骨质疏松，其原因是肥胖者血浆游离雌激素水平较高，这是脂肪组织中雄激素转化为雌激素增多的结果。

2. 雄激素　雄激素缺乏被认为是引起男性骨质疏松的最主要原因。一般认为40岁以后男性血清睾酮水平开始下降，至50岁后降低程度相当明显。性腺功能减退可导致明确的骨质疏松。

3. 降钙素　降钙素由甲状腺C细胞合成，通过破骨细胞的降钙素受体抑制破骨细胞的骨吸收活动，所以降钙素缺乏会加速骨量的丢失。有研究显示各年龄组女性的血降钙素值较男性低，绝经组妇女的血降钙素值比绝经前妇女低，因此认为血降钙素值的降低可能为女性易患骨质疏松的原因之一。

4. 甲状旁腺激素（PTH）　PTH有促进骨吸收的作用。许多研究结果证实在年龄老化过程中，PTH水平明显上升。PTH直接作用于破骨细胞和成骨细胞，致使骨吸收大于骨形成，造成绝经后骨质疏松。女性骨质疏松患者血PTH随年龄增长而增加。

5. 甲状腺素　骨吸收及骨形成均需要甲状腺素的参与。甲状腺素可以促进骨转换，甲状腺素缺少时，骨吸收减少；甲状腺素过多时，骨吸收及形成均增加，但对骨吸收的作用更大。甲状腺功能亢进病人（特别是老年女性）的血钙轻度到中度降低可以引起骨量减少而发生骨质疏松。

6. **维生素 D** 维生素 D 为开环甾体物质。首先在肝脏，无活性维生素 D_3 在 25- 羟化酶的作用下转化为有活性的 25（OH）D_3，然后在肾脏，由肾脏产生的 1α 羟化酶将 25（OH）D_3 转化为活性更强的激素 1α，25（OH）$_2D_3$。1α，25（OH）$_2D_3$ 可促进成骨细胞合成和分泌骨钙素，对骨形成有直接作用。老年人由于日照少，皮肤对紫外线反应差，维生素 D_3 生成减少，1α，25（OH）$_2D_3$ 减少，易产生骨质疏松。

7. **糖皮质激素** 糖皮质激素对骨吸收有多方面作用。如预先给予皮质醇可抑制 PTH 及维生素 D 所诱发的持久骨吸收，也可以降低活体对 PTH 的反应，这一作用是由于它抑制前体细胞转化为破骨细胞的结果。体内糖皮质激素过多可刺激骨吸收、抑制肠钙吸收、增加尿钙排泄，以及促进 PTH 分泌及骨吸收增加。所以糖皮质激素过多或缺乏均导致骨生长障碍。

（二）营 养 因 素

1. **钙缺乏** 钙缺乏是导致骨质疏松的一个主

要原因。随着年龄增长，男女性钙吸收均明显下降，约半数老人其吸收分数低于 25%，甚至低于 15%。老年人经常发生负钙平衡，或由于钙摄入减少，或由于钙排出过多，但最终必然发生骨质疏松。一些报告显示，经常高钙摄入者，其骨矿含量常较高，骨折发生率亦明显降低。为在年轻时获得较高的骨量峰值，从儿童到青少年，充足的钙摄入将是不可缺少的，对绝经后妇女及老年人适当补钙也是必要的。不少成年妇女，每日钙摄入量常低于 400~500mg，日久可使骨矿含量明显降低。对骨质疏松来说，无论是从预防角度或作为治疗措施，都应根据不同情况给予充足的钙。成人钙摄入量为 800~1000mg/d，怀孕妇女宜为 1200mg/d，绝经后妇女应为 1500~2000mg/d，同时应给予维生素 D，成人 400IU/d，老年人可增加 2~3 倍，不致引起维生素中毒。

2. 磷　也是人体内非常重要的元素之一。人体中 80% 的磷以羟基磷灰石的形式存在于骨骼和牙齿中，另外 20% 以有机磷的形式存在于软组织和体液中。骨骼中的磷可促进骨基质合成和骨矿物质沉积，血磷水平的稳定是人体骨骼生长、矿化的必要条件。低磷可促进骨吸收，降低骨矿化速度；高磷可使骨吸收增加，导致骨营养不良，诱发骨质疏松。所以，磷水平的过高和过低对骨基质合成和矿化均不利。

3. 蛋白质 长期蛋白质营养缺乏可造成血浆蛋白降低，骨基质蛋白合成不足，新骨形成落后，同时有钙缺乏，骨质疏松即会很快出现。正常成人每日蛋白质供给量为70g左右。

4. 维生素 D 和维生素 K 食物中摄入维生素 D 和维生素 K 等也非常重要。研究显示，血浆 25（OH）D_3 水平随着年龄而下降；不论男女，70 岁以上的老人血浆 25（OH）D_3 水平已降为 30 岁年轻人的一半。当血浆 25（OH）D_3 水平低于 30mmol/L 时，即可见到骨钙化不足。

（三）习惯与运动负荷

1. 长期过量饮酒 适量的饮酒对中老年人骨密度的提高有好处，但长期过量饮酒却是骨质疏松和骨折的重要危险因素。

2. 吸烟 吸烟可促进中老年人骨质疏松的发生。吸烟发生髋关节骨折的危险性比非吸烟者在 60、70、80、90 岁时分别要高 17%、41%、71% 和 108%。85 岁吸烟女性发生髋关节骨折的危险性是 19%，而非吸烟者是 12%。90 岁时分别是 37% 和 22%；对男性而言，停止吸烟 5 年后能够减少这种危险性，但对女性而言似乎需要更长时间。

3. 运动适量　运动有助于中老年人骨骼系统的健康，运动所产生的机械刺激能改变骨骼的构型。运动强度在最大运动限度 70%~80% 之间能对骨密度起保持作用。每周 2~3 次，每次 15~60 分钟足够强度的运动，足以对骨密度产生影响。不连续的运动不利于骨量维持。

（四）遗 传 因 素

骨质疏松多见于白种人，其次黄种人，黑种人较少，可见于一个家庭的多名成员。骨量相当大部分受遗传因素的影响。家系调查发现大约 46%~62% 的骨密度是由遗传因素决定的，且几乎可以肯定是由多个基因所控制。

八、骨质疏松危险因素

（一）不可控制的因素

人种（白种人、黄种人）、性别（女性）、年龄（女性 >65 岁，男性 >70 岁）、母系骨折家族史、出生低体重、引起低骨量的先天性疾病。

（二）可控制的因素

低体重、药物（皮质激素等）、雌激素低下（闭经和早绝经）、吸烟、过度饮酒和咖啡等、体力活动缺乏、饮食中缺乏钙和维生素 D。

九、骨量与年龄的关系

无论男女，骨量在性成熟前生长时期进行性增加，至青春期前期和青春期早期迅速增长，钙含量从出生时的 25g 增加到成熟期的 900~1300g。到 30~35 岁时骨量开始丢失，在 35~40 岁后变得明显。在男性达到峰骨量后每年就有少许的骨量丢失，每 10 年丢失 3%~5%，而在女性这个过程更为复杂。绝经前妇女骨量丢失的精确数据尚不清楚，推测可能与男性一样低；但绝经期骨量丢失明显加速，绝经后 5~10 年内平均每年丢失 2%，特别是绝经后早期丢失速度最快，可高达 3%~5%，之后减少，最后回到绝经前水平。

十、峰 骨 量

骨量峰值简称峰骨量，是指在骨骼成熟期获

得的最大骨量，一般在青春期后至成年早期（如20~30岁）达到。

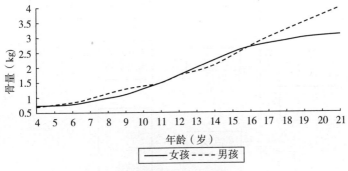

峰骨量获得示意图

理论上，骨量增加一直持续到30岁左右。实际上，在18岁（女）、20岁（男）即达到峰骨量

峰骨量受遗传、机械刺激、内分泌和营养因素的调控。

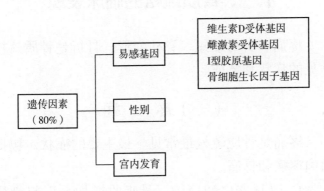

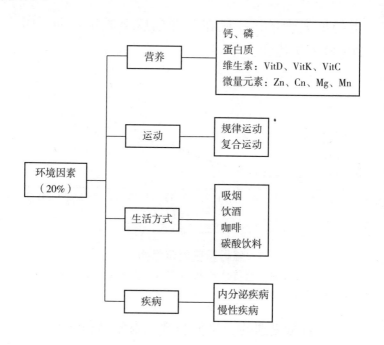

十一、骨质疏松的临床表现

疼痛、身材缩短、脊柱变形、骨折是骨质疏松常见的症状和体征。

（一）疼　　痛

疼痛是骨质疏松最常见、最主要的症状，包括肌肉疼痛和骨痛。

1. 引起疼痛的原因　骨吸收增加是引起骨质

疏松疼痛的始动因素，在骨质疏松病程中，由于骨吸收的不断增加，骨量丢失严重，结果使骨的形态和结构受到破坏，骨小梁表现为变薄、变细、穿孔甚至断裂。

2. 疼痛的部位　以腰背部疼痛最多见，疼痛范围是以脊柱为中心向两侧扩散，体位改变可减轻或加重疼痛。如仰卧或短时的坐位可以减轻，久坐、久立、久卧、扭转身体、前屈或后伸时会加重。其他部位也可出现疼痛，如：骨盆、髋部、臀部、骶尾部、膝踝部、足跖等部位的疼痛或顽固性的足跟痛，较重的患者可出现全身疼痛。

3. 疼痛发生的时间和频率　在疾病早期（骨量减少期）可没有任何症状，称为"静悄悄的病"，即便出现腰背部疼痛，也常因经 X 线检查无明显异常发现而未被临床医师所诊断，此时疼痛常被误以为是"腰肌劳损""骨质增生""腰椎退行性变"等病变所引起。疼痛初期为随人体的动静状态变化而出现的间歇性疼痛，以后随着骨质疏松的发展加重为持续性疼痛，有昼轻夜重的特点。

4. 疼痛性质　以酸痛、胀痛、钝痛、深部痛为主，当出现骨折时可引起急性剧痛，而椎体压缩性骨折时约半数患者感到疼痛或疼痛加重。

5. 疼痛伴发的其他症状　如肌肉痉挛，多发生在小腿、足底、腹部、肋部或手部，其次是肢体麻木、乏力、失眠、精神焦虑或恐惧感等，也有少数伴随肋间神经痛或腹痛。另外，当椎体压缩变形后可加重椎间盘病变而伴发胸痛、下腰部疼痛、下肢放射痛或间歇性跛行，如果马尾神经受压还会出现大、小便异常等症状。

（二）身材缩短、脊柱变形

身材缩短、脊柱变形（以驼背为主）是骨质疏松最常见的体征。发生骨质疏松时，椎体骨小梁首先遭到破坏，骨小梁数量、形态、结构的病理改变使骨强度明显下降，在反复负荷的作用下而出现微细骨折致椎体压缩；椎间盘的退变和椎体的压缩都可使患者出现身材缩短，而骨质疏松引起的椎体压缩使身材缩短更为明显，在严重的骨质疏松时，脊柱长度可缩短约10~15cm，远远超过了因年龄增加引起的身材缩短。

当椎体被压缩时，可使脊柱前屈、后突形成驼背。而在老年性骨质疏松患者的椎体压缩多呈楔形，以胸11、12和腰1、2为主，加上外力的影响，也可以出现脊椎的侧突畸形。

（三）骨　　折

骨折在骨质疏松中不仅常见，有时甚至是骨质疏松患者的首诊原因，骨质疏松与骨折存在着明显的因果关系。过量的骨吸收是骨质疏松的本质，它使骨量、骨结构及骨的生物学特性发生衰变，最终使骨强度下降，脆性增加，这是骨折的病理基础，也是骨质疏松患者容易发生骨折的内在因素；而骨质疏松患者大部分都存在着视力、平衡力、肌力不足和注意力不集中等情况，容易摔倒，摔倒则是骨质疏松性骨折的主要外部因素。骨质疏松性骨折好发于骨的干骺端和胸、腰椎部位。

（四）其他临床表现

由于患者出现脊柱畸形，可引起胸闷、通气障碍等症状，有些患者还可出现便秘、腹胀、上腹部不适等消化系统症状。头发脱落、牙齿松动易折也不少见。

十二、骨质疏松的后果

骨质疏松是老龄化社会中影响健康的一个重要问题，由于早期无症状，目前绝大多数患者是因出现了骨折才被诊断发现的，所以无论对个人、家庭还是整个社会，骨质疏松的危害都是不言而喻的。

（一）骨质疏松性骨折

骨质疏松时，人体骨骼在骨质结构和材料性能方面均发生了显著的病变，骨折的危险性明显升高。骨质疏松性骨折也称为脆性骨折，是骨质疏松最严重的危害，它不仅给患者造成了巨大的痛苦，而且完全限制了患者的活动，进一步加剧了骨质疏松病情的发展，缩短了患者的寿命。

骨质疏松患者中骨质疏松性骨折的发病率约为 20%，且呈逐年上升趋势。在我国，1991 年 65 岁以上老年人髋部骨折约 66 万，每年以 10% 的比例增长，预计到 2020 年骨质疏松性髋部骨折发生率男性和女性分别将达到 233/10 万和 465/10 万；2050 年将分别达到 626/10 万和 1444/10 万；2020 年和 2050 年出现髋部骨折患者将达到 91.9 万和 111.9 万。

一般来说，骨折的发病率与年龄、性别等关系密切。据统计，女性 50 岁后髋部骨折由骨质疏松所致者占 51.9%，男性 70 岁后髋部骨折全部为骨质疏松所致；椎体骨折多发生于 50 岁以上妇女，且 25% 的患者发生一个或几个椎体骨折。

（二）生活质量下降

骨质疏松性骨折患者其生活质量下降。在一项骨折后 1 年功能状态与骨折前比较的研究中，半数髋部骨折患者未能恢复独立行走能力。20%~60% 在 6~12 个月内不能恢复到骨折前的功能水平。另有报道，髋部骨折后 50% 的人会终生残疾，不能生活自理，15%~25% 的人将进入长期的看护机构。

（三）死 亡 率 高

髋部骨折是骨质疏松性骨折中病情最重、治疗最难、预后最差的。这种骨折的病人无论是否手术均需长期卧床，极易出现全身各系统的并发症，如肺炎、褥疮、泌尿系统感染、下肢静脉血栓，甚至老年痴呆。国外的流行病学统计资料表明，10%~20% 髋部骨折患者在骨折 1 年内死亡。髋部骨折后 1 年内死亡率较无髋部骨折者高 15%~20%，多数死亡发生在骨折后 4 个月内。

（四）住院和医保保健费用高昂

骨质疏松的发病率已跃居疾病谱的第 7 位，

世界范围内患者人数现已超过 2 亿人，每年治疗及住院费用高达 250 亿美元。1985 年美国单用于治疗骨质疏松性髋部骨折的费用在 70 亿美元，估计在以后的 30 年中由于骨质疏松性髋部骨折人数将大量增多，医疗费用还将增加 4 倍。据推测到 2020 年老龄化人口将成倍增长，相应的老年人中骨折率每 10 年增加约 30%，同样髋部骨折人数亦呈 4 倍上升，医疗费用也随之剧增。这意味着到 2020 年用于髋部骨折的医疗费用将达 600 亿美元，到 2040 年约需 2400 亿美元。不言而喻，骨质疏松性骨折不仅给患者带来无尽的痛苦，不菲的医疗费用也将成为患者及其家庭乃至整个社会的沉重负担。

十三、中医对骨质疏松的认识

中医无骨质疏松病名，骨病在中医文献中可找到的是"骨痿""骨枯""骨痹""骨蚀""骨癫疾""骨屡""骨厥""骨空""骨极"等。其中与骨质疏松的症候群较为相近的描述是"骨痿"。

骨质疏松与肾、脾、肝关系较为密切，骨质疏松症状主要是虚弱、骨痛、驼背、骨折。中医按照症候辨证总的来说是本虚（肾肝脾虚）标实（气滞血瘀），主要与肾、脾、肝、气血相关。肾主骨，先后天之精均藏于肾，骨赖气血以滋养，先天不足或后天失养易导致肾虚，肾虚是骨质疏松的主要原因；脾主运化，脾虚气血生化乏源，导致和加重肾虚；肝藏血，日久阴血耗损导致肝阴虚，肾、肝、脾虚气血生化乏源，骨失所养，脆性增加，发生骨质疏松，骨折危险性增大，气血运行受阻，甚至骨折，导致气滞血瘀。

十四、中药对骨质疏松的治疗

绝经期骨质疏松被认为与妇女雌激素降低有关，老年性骨质疏松发病机理一般倾向于年龄的增长，小儿也有因缺钙而致骨矿含量减少者，妇女、老人、小儿体质各有不同。肾精衰少，肝血亏虚是妇女绝经期骨质疏松发生的重要因素，故在补肾的同时用药应偏重于补益肝血，枸杞、熟地、女贞子、首乌、当归、白芍适当选用。老年人机体功能逐年衰退，除"肾虚"症状日益明显外，还会逐渐出现怕冷、四肢不温等阳虚表现，治疗应以温补肾阳为主，重点选用紫河车、鹿角、杜仲、补骨脂、淫羊藿、巴戟天等药。小儿有脾常不足的生理特点，常因脾胃不和，消化吸收功能不和，出现食欲不振，多汗，夜惊等缺钙症状，治疗时应在补肾强骨的基础上配伍以健脾益气，补中和胃之黄芪、党参、白术、茯苓、山药等药物。

继发性骨质疏松的治疗既要注重原发疾病的特点，又要兼顾骨质疏松。如糖尿病性骨质疏松，中医认为糖尿病的基本病理是阴虚燥热，糖尿病性骨质疏松则以肾虚为主，治疗上以补肾益气养阴、清热生津为主要治疗方法。常见的滋阴补肾药有：枸杞、首乌、女贞子、黄精、山药、白芍等。再如类风湿关节炎为自身免疫性疾病，疾病本身和使用激素均可导致骨质疏松，类风湿关节炎乃风寒湿邪痹阻，气血运行不畅所致，其所致的骨质疏松治疗上除采用祛风散寒、除湿通络外，重点应在滋补肝肾上，可选用鹿角、淫羊藿、仙茅、巴戟天、山茱萸、熟地等药，既对疾病起治疗作用，又可提高病人的自身免疫功能。

骨质疏松的发病机理一般认为是多因素所致，主要与内分泌激素如雌激素、甲状旁腺素、降钙素含量改变及钙代谢紊乱密切相关。中药熟地、首乌、枸杞、女贞子、淫羊藿、仙茅、菟丝子等补肾药物可改善内分泌失调状况，使雌激素水平增加，改善骨骼状况；牡蛎、龙骨、海螵蛸、石决明、珍

珠、瓦楞子等含钙量均在 80%~90% 以上，并含有
20 余种氨基酸和多种微量元素，有利于骨骼形成
和骨钙化；龟板、鳖甲、杜仲、续断、桑寄生、牛
膝、骨碎补、自然铜等能调节机体矿物质代谢；牡
蛎、扁豆、紫石英含适量氟化物；参须、当归含有
对骨质疏松具有保护作用的锶。

十五、骨质疏松的实验室检查

临床上主要通过测定血、尿中钙、磷、镁等矿
物质的浓度间接了解人体骨代谢的状况。

1. 血清钙测定　成人 2.1~2.8mmol/L。

正常状态下，人体内血钙维持稳定。当各种原
因导致血钙水平出现波动时，胃肠道、肾脏及骨
骼可通过各种调节机制进行调节。原发性骨质疏松
者，血钙一般可维持在正常范围之内，否则需要考
虑继发性原因。甲状腺功能亢进、肾上腺皮质功能
减退、维生素 D 摄入过量可使血清钙升高；维生素
D 缺乏、佝偻病、软骨病、骨质疏松、甲状旁腺功
能减退、慢性肾炎、低钙饮食及吸收不良可使血清
钙降低。

2. 尿液钙测定　成人 2.5~7.5mmol/24h。

尿钙也反映了体内钙代谢的变化，是监测骨

质疏松及骨骼变化的重要指标。甲状旁腺功能亢进、维生素 D 摄入过多、肾小管性酸中毒时尿液钙升高；甲状腺功能减退、慢性肾功能不全、骨质疏松、维生素 D 缺乏可使尿钙减少。

3. 血清磷测定　成人 0.8~1.6mmol/L。

磷在骨骼代谢过程中起重要作用。甲状旁腺功能减退、急性肾功能不全、骨折愈合期可使血清磷升高；甲状腺功能亢进、佝偻病、软骨病、骨质疏松可使血清磷降低。

4. 血清镁测定　成人 0.65~1.05mmol/L。

镁是构成人体的重要矿物质。血清镁升高见于肾上腺皮质功能减退、白血病、多发性骨髓瘤、肾衰竭、佝偻病等。血清镁降低见于糖尿病酸中毒、甲状旁腺功能亢进、骨质疏松、急性胰腺炎、慢性酒精中毒、过量使用维生素 D 等。

5. 血清碱性磷酸酶　成人 20~110U/L。

血清碱性磷酸酶与骨化有直接联系，是骨形成和骨转化的指标之一。在骨形成过程中，碱性磷酸酶起催化作用，碱性磷酸酶与骨密度呈负相关，碱性磷酸酶升高时，骨密度则降低，说明碱性磷酸酶与骨质疏松有直接关系。但老年性骨质疏松患者，血清碱性磷酸酶一般在正常范围内。

十六、常用骨密度测量技术

目前，诊断骨质疏松的方法有多种，且各具特点。下面主要介绍三种临床常用的方法。

（一）X线测量方法

传统的X线照片测量方法对骨质疏松诊断是有帮助的，但只有在骨量丢失达30%才能显示，而出现椎体变形则是骨质疏松的晚期改变，该方法除受观察者的主观影响外，亦受很多物理因素的影响，如曝光条件等，且对人体有放射线损害，不能提供骨质疏松的早期诊断。脊椎照片是诊断和追踪椎体变形和骨折时的最有用检查。

（二）双能X线吸收测量（DEXA）

DEXA自1987年问世后，临床运用越来越广泛，已经成为国内外骨量测定的标准方法。用来检测脊柱、髋部及全身其他部位骨量的骨密度仪。具有扫描时间短、分辨率高、检查精确度高、射线投射量小等特点。

（三）定量超声测量

定量超声是利用反射、穿透等超声特征来评估骨状态的方法。无放射性、相对来说操作简单，可携带、价廉，最近引起了广泛重视。主要测量尺骨、胫骨和指、趾骨等周围骨。

十七、骨质疏松检测的适应人群

1. 65 岁以上的女性；

2. 65 岁以下的绝经后女性，有骨质疏松危险因素；

3. 70 岁以上男性；

4. 成年人，有脆性骨折；

5. 成年人，患有低骨量或骨量丢失的疾病；

6. 成年人，服用导致低骨量或骨量丢失的药物；

7. 考虑进行药物治疗骨质疏松的任何人；

8. 正在接受骨质疏松治疗，要检测疗效的任何人；

9. 没有接受治疗，如发现骨量减少将决定治疗的任何人；

10. 停用雌激素治疗的妇女等。

十八、骨质疏松的诊断

（一）T值、Z值

骨密度（BMD）测量之后通常会得到一个T值和Z值，T值是将患者的BMD与预测的平均BMD值（即同性别30~35岁人群BMD的平均值）相比较，并以标准差（SD）表示，BMD低于平均值一个SD者，其T值为–1。Z值用于判定患者的骨丢失是否超出了预期，Z值将患者的BMD与同年龄、性别、种族的平均BMD值相比，并将其差异用SD表示。

T值使临床医师能够证实具有骨质疏松危险因素的患者是否存在骨质疏松，现在在临床上已被广泛使用。Z值是与同年龄人群的测量值相比较，而不是与年轻人群的测量值相比较。对绝经期前妇女和50岁以前的男性，应用骨密度来评价骨质疏松时，应选用Z值。

（二）骨质疏松的诊断

表 1-2 骨质疏松诊断

临床状态	定义
正常	T 值 >−1
低骨量或骨量减少	−1≤T 值 <−2.5
骨质疏松	T 值≤−2.5
严重骨质疏松	T 值≤−2.5，伴有一处或多处脆性骨折（如髋、腕或脊椎）

十九、骨质疏松的鉴别诊断

（一）临床表现鉴别

1. 腰肌劳损和脊柱转移癌

（1）腰肌劳损：以青壮年多见，表现为休息时腰背部疼痛消失，活动时出现疼痛，劳累后疼痛加重，经过适当时间的休息，疼痛可完全消失。骨质疏松尽管休息时也腰痛，但多为全身骨痛，活动后腰背部疼痛可以缓解，过度负重可使腰背部疼痛加重，并出现下肢关节疼痛；多见于老年人，特别是老年女性。若发生胸腰椎压缩性骨折，腰背疼痛加剧，活动受限；经卧床休息 2~3 周后疼痛可以减轻，但仍可存在持续性疼痛。

（2）脊柱转移癌：病椎常可发生于上胸椎和下腰椎；腰背部疼痛进行性加重，且因肿瘤向椎管内侵袭而逐渐出现下肢瘫痪；病程较短，部分患者可有原发癌肿病史。骨质疏松一般不出现下肢瘫痪情况，病程也较长，病变常见于胸腰段；在胸腰椎骨折时，疼痛可突然加重，但经卧床休息后疼痛可逐渐缓解；若胸腰椎逐渐压缩，可缺乏突然加重的疼痛感，此时常于影像学检查中偶然发现胸腰椎一个或数个椎体压缩性改变。

2. 强直性脊柱炎和脊柱结核

（1）强直性脊柱炎：强直性脊柱炎也可发生驼背，但常见于青壮年男性，而骨质疏松多见于老年女性。前者脊柱 X 片呈竹节样改变，骶髂关节可见破坏。

（2）脊柱结核：脊柱结核的驼背畸形多为角形驼背，常发生于青壮年。X 线检查可见椎间隙狭窄或消失，椎体破坏，常有死骨形成。胸椎可有椎旁脓肿阴影，胸腰段及腰椎可有腰大肌隆起的脓肿阴影。

（二）原发性骨质疏松与继发性骨质疏松鉴别

继发性骨质疏松病因繁多，且治疗效果显著，因此，应注意鉴别。临床上需与原发性骨质疏松相鉴别的疾病主要有骨软化症、原发性甲状旁腺功能亢进症、多发性骨髓瘤、甲状腺功能亢进症、肾小管酸中毒性骨病、肾性骨病等。

表 1-3 继发性骨质疏松的筛查

筛查项目	结果所见	可能原因
血常规	贫血	肿瘤、营养吸收障碍
	巨细胞型贫血	酗酒、营养吸收障碍
血沉	增快	肿瘤
生化检查	高钙血症	甲状旁腺功能亢进症、肿瘤
	肝功能异常	酗酒、肝脏疾病
	碱性磷酸酶持续升高	肿瘤骨转移、甲状旁腺功能亢进症
甲状腺功能	$T_3\uparrow$、$T_4\uparrow$，$TSH\downarrow$	甲状腺功能亢进
血清或尿免疫蛋白电泳	异常蛋白带	多发性骨髓瘤

筛查项目	结果所见	可能原因
前列腺特异抗原	PSA↑	前列腺癌骨转移

二十、骨质疏松性骨折

（一）骨质疏松性骨折的概念

骨质疏松性骨折（脆性骨折）指原发性骨质疏松导致骨密度和骨质量下降，骨强度减低，在日常活动中受到轻微暴力即可发生的骨折，是骨质疏松最严重的后果。常见的骨折部位是脊柱、髋部、桡骨远端和肱骨近端。骨质疏松性骨折的病死率较一般骨折的病死率增加 2~3 倍，约 20% 的骨折患者在 1 年内因骨折后卧床不起而引起呼吸、心、脑血管系统疾病，最终导致死亡。

（二）骨质疏松性骨折的特点及治疗难点

1. 骨质疏松性骨折患者卧床制动后，将发生快速骨丢失，会加重骨质疏松；

2. 骨折部位骨量低，骨质量差，且多为粉碎性骨折，复位困难，不易达到满意效果；

3. 内固定治疗稳定性差，内固定物及植入物易松动、脱出，植骨易被吸收；

4. 骨折愈合过程缓慢，恢复时间长，易发生骨折延迟愈合甚至不愈合；

5. 同一部位及其他部位发生再骨折的风险明显增大；

6. 多见于老年人群，常合并其他器官或系统疾病，全身状况差，治疗时易发生并发症，增加治疗的复杂性与风险；

7. 致残率、致死率较高，严重威胁老年人的身心健康、生活质量和寿命。

（三）骨质疏松性骨折诊断

骨质疏松性骨折多见于老年、女性人群，多有轻微外伤（指平地或身体重心高度跌倒所引起的损伤）或没有明显外伤史，甚至在日常活动中也可发生。

1. 临床表现

（1）骨折的一般表现可出现疼痛、压痛、肿胀和功能障碍。但骨质疏松性骨折患者也可没有疼痛或仅有轻微疼痛，或表现为原有疼痛加重。功能障碍也可很轻微，甚至患肢仍可活动。

（2）骨折的特有表现可出现畸形、骨擦感（音）、反常活动。但临床上也有患者发生骨质疏松性骨折后缺乏上述典型表现。

（3）骨质疏松的表现可出现身高变矮、脊柱侧凸或驼背畸形等。

2. 影像学检查 X线检查可确定骨折的部位、类型、移位方向和程度，对诊断和治疗具有重要价值。X线片除有骨折的特殊表现外，还有骨质疏松的表现，如骨密度降低、骨小梁稀疏等。摄片范围应包括损伤部位的上、下邻近关节，髋部骨折应包括双侧髋关节，脊柱骨折应结合查体确定投照部位及范围，避免漏诊。合理应用CT和MRI检查，CT能够准确显示骨折的粉碎程度及椎管内的压迫情况，CT三维成像技术能清晰显示关节内或关节周围骨折，MRI对发现隐匿性骨折以及鉴别新鲜或陈旧性骨折具有重要意义。

（1）骨密度检查：拟诊为骨质疏松性骨折的患者有条件可行骨密度检查。

（2）实验室检查：根据需要可选择检测血、尿常规，肝、肾功能，血糖、钙、磷、碱性磷酸酶、性激素、甲状旁腺激素等。

骨质疏松性骨折的诊断应结合患者的年龄、性别、绝经史、脆性骨折史及临床表现等因素以及影像学检查和（或）骨密度检查等结果进行综合分析，作出诊断。

（四）骨质疏松性骨折的危险因素

1. 骨密度　骨密度是当今骨质疏松诊断和骨折危险性评价的最重要指标，骨质疏松性骨折的分析与骨密度相关，更重要的在于局部骨密度对相应区域的骨折风险提示能力更佳。

2. 骨强度　骨强度基本由骨密度决定，同时还受到骨结构、骨形态和骨骼所面临的状态（如微细骨折、矿化程度）等方面的影响。

3. 骨折史和家族脆性骨折史　骨折特别是因轻微损伤所致的完全性骨折（脆性骨折）是骨质疏松性骨折的重要危险因素，一次骨折的发生，预示今后该患者骨折危险性加倍。既往骨折发生的年龄也是再骨折危险性的重要提示，50 岁后出现脆性骨折表明骨骼所面临的再骨折风险显著增加。

4. 年龄　增龄是骨质疏松性骨折重要的危险因素。年龄增长对骨折风险的影响高达 70%，远高于骨密度对骨折风险的影响。

5. 体重指数　低体重指数也是骨质疏松性骨折的危险因素之一，当体重指数 <20 时，骨折危险

性明显上升。瘦小者的骨折风险很大程度上与骨密度低相关。

6. 皮质激素　皮质激素治疗会明显增加骨折的危险性，皮质激素的应用增加骨折危险性的原因在于其对骨骼脆性的影响，而非对骨密度的影响。

7. 跌倒　跌倒是骨质疏松性骨折的重要危险因素，是造成骨质疏松性骨折的主要原因。许多骨质疏松治疗药物，其降低骨质疏松性骨折风险的作用主要或部分是通过减少跌倒发生而取得。

8. 饮食　饮食中的钙元素或维生素D缺乏是骨质疏松发生的危险因素，但在针对骨质疏松性骨折的研究中发现，年轻女性的饮食异常、大量的动物蛋白摄入和过少的蔬菜摄入是今后骨质疏松时发生骨折的危险因素之一。

骨质疏松性骨折的危险因素还涉及如性别、种族、绝经年龄、吸烟、过度饮酒、缺乏运动、药物影响（如干扰代谢的药物、免疫抑制剂、抗凝药、抗抑郁药、安眠药等）和许多疾病，其中不良的生活方式较为重要。

（五）骨质疏松性骨折风险预测

WHO推荐的骨折风险预测简易工具（FRAX），可用于计算10年发生髋部骨折及任何重要的骨质疏松性骨折发生概率（网址：http：//www.shef.ac.uk/FRAX/）。

FRAX≤10% 为低风险；10%~20% 中风险；≥20% 或 T 值≤-2.5 或有脆性骨折史为高风险。

在 FRAX 中明确的骨折常见危险因素是：

- 年龄，性别
- 低骨密度，低体重指数：≤19kg/m^2
- 既往脆性骨折史，父母髋骨骨折史
- 接受糖皮质激素治疗：任何剂量，口服 3 个月以上
- 抽烟，过量饮酒
- 合并其他引起继发性骨质疏松的疾病
- 类风湿关节炎

适用人群：没有发生过骨折又有低骨量的人群（T 值 >-2.5），因临床难以做出治疗决策，使用 FRAX 工具，可方便快捷地计算出每位个体发生骨折的绝对风险，为制定治疗策略提供依据。适用人群为 40~90 岁男女，<40 岁和 >90 岁的个体可分别按 40 岁和 90 岁计算。

不适用人群：临床上已诊断了骨质疏松，即骨密度（T 值）低于 -2.5，或已发生了脆性骨折，本应及时开始治疗，不必再用 FRAX 评估。

（六）骨质疏松性骨折治疗原则

老年人骨质疏松性骨折的治疗同样遵循一般骨折的治疗原则，即复位、固定、功能锻练。依据骨折部位、骨折类型及重要脏器功能、全身健康状况，选择合理的治疗方案，严格掌握手术适应证，减少并发症，降低病死率。在外科治疗的同时积极抗骨质疏松治疗，防止再骨折。骨质疏松性骨折治疗应尽量选择创伤小、对关节功能影响少的方法，不应强求骨折的解剖复位，而应着重于组织修复和功能恢复。早期进行肌肉、关节的被动和主动锻炼，减少卧床时间。

（七）骨质疏松性骨折外科治疗

1. 治疗目的　预防并发症，降低死亡率，提高康复水平，改善生活质量。

2. 治疗原则　全身状况评估，确定外科指征，选择最佳治疗方案。

3. 采用手术或非手术治疗　均应根据骨折部位，损伤程度病人全身健康状况而定。

4. 应以简便，安全，有效为原则，优先选择创伤小，功能影响小，康复快，医生本人最熟悉的方法。达到降低死亡率，减少并发症与病残率，尽早恢复伤前生活质量的目的。

（八）老年性骨质疏松性骨折治疗中应重视的问题

1. 系统性合并症较多，与增龄呈正相关，手术及麻醉耐受性差，增加了手术的风险。

2. 老年人免疫功能降低，创伤后或术后三周内卧床与制动，易并发呼吸道感染，非手术治疗长期卧床更易导致肺炎，褥疮，泌尿系统感染与下肢深静脉血栓形成等，肢体肌肉萎缩及关节僵硬等功能的障碍，严重的并发症可以导致患者死亡。

3. 骨质量低下，粉碎性骨折多见，使整复与固定均十分困难，内固定物及假体植入物易发生松脱。

4. 骨质疏松性骨折骨愈合时间迟缓，骨痂成熟迟缓，骨痂质量与力学强度较低。

5. 再骨折的发生率较高。脆性骨折患者再次骨折风险明显增高，手术植入物周围发生骨折的机会比非骨质疏松性骨折增加。

（九）脊 柱 骨 折

脊柱是骨质疏松性骨折最常见的部位，其中约

85% 有疼痛症状，其余 15% 可无症状。脊柱胸腰段的骨质疏松性骨折约占整个脊柱骨折的 90%。脊柱骨质疏松性骨折主要包括椎体压缩骨折和椎体爆裂骨折，往往外伤较轻，或无明显外伤史，易漏诊或误诊。诊断主要依靠患者的年龄、病史和影像学检查，其中外伤后胸背部疼痛、身高降低、脊柱侧凸或脊柱后凸、X 线片显示骨小梁稀疏、骨皮质变薄、椎体楔形变或双凹变形等是诊断的主要依据。骨密度测定可以确定骨质疏松的程度。CT 扫描可以确定骨折类型、椎体破坏程度以及椎管内压迫情况。MRI 可以显示脊髓、神经受压迫状况，并有助于新鲜骨折和陈旧骨折的鉴别。对椎体压缩程度较轻、疼痛不剧烈者，可采取非手术治疗；对椎体压缩程度明显、椎体后壁尚完整、疼痛明显、经保守治疗效果不明显者，可考虑微创手术治疗。经皮椎体成形术和后凸成形术是目前建议采用的微创手术治疗措施，可达到减轻疼痛、稳定脊椎、恢复脊柱生理曲度和早期活动等目的。椎体爆裂性骨折多为垂直压缩或垂直屈曲压缩暴力所致，椎体前、中柱崩裂，以椎体后壁骨折为特征，常破坏脊柱稳定性。目前，积极的手术治疗成为主要趋势，手术治疗目的是获得和维持脊柱力学的稳定及最大限度地恢复和维持神经功能。脊柱骨质疏松性骨折的发生，预示着全身骨强度明显降低。新的脊柱骨折或非脊柱骨折的危险性明显增加，是强化骨质疏松治疗和预防跌倒的重要时期。

（十）髋部骨折

髋部骨质疏松性骨折主要包括股骨颈骨折和股骨转子间骨折，其特点是致畸致残率高、康复缓慢、病死率高。股骨颈骨折根据患者具体情况可采取非手术或手术治疗，若骨折移位不明显或为嵌插骨折，或一般情况较差而无法耐受手术者，可采取非手术治疗。非手术治疗包括卧床、牵引（骨牵引或皮牵引）、支具固定、营养支持等治疗措施；有移位的股骨颈骨折常需手术治疗，包括外固定架、内固定、人工关节置换（人工股骨头置换、人工全髋关节置换）等。

选择人工股骨头置换还是人工全髋关节置换，主要根据患者的年龄、全身状况、预期寿命、髋臼有无破坏而定。对高龄、全身情况较差、预期寿命不长、髋臼基本完整者，可考虑行人工股骨头置换，以缩短手术时间，减少术中出血。且高龄患者术后活动较少，人工股骨头置换基本能满足日常生活的要求，否则可行人工全髋关节置换。股骨转子间骨折有移位者可切开复位内固定，内固定包括髓内固定和髓外固定。可根据患者具体情况及术者经验合理选择髓内或髓外固定。

（十一）桡骨远端骨折

桡骨远端骨质疏松性骨折多为粉碎性骨折，且常累及关节面，骨折愈合后易残留畸形和疼痛，造成腕关节和手部功能障碍，治疗多采用手法闭合复位，石膏或小夹板外固定。手法复位宜尽量恢复关节面的平整及正常的掌倾角和尺偏角，对累及关节面的桡骨远端粉碎性骨折、不稳定的桡骨远端骨折、手法复位不满意者可采用手术治疗。可根据骨折的具体情况选用外固定支架、切开复位内固定等术式。

（十二）肱骨近端骨折

无移位的肱骨近端骨折可采用非手术治疗，方法为颈腕吊带悬吊、贴胸位绷带固定或肩部支具固定等。有移位的肱骨近端骨折多需手术治疗，可根据患者具体情况采用闭合或切开复位内固定或人工肱骨头置换等。

（十三）骨质疏松性骨折的预防

老年人由于肌肉骨骼的生理功能下降导致肌肉体积和强度下降、身体摇摆增加、平衡力下降、步态不稳、活动减少，同时人体认知功能随年龄增长而下降，出现思维混乱，行为改变，视力和听觉功能也随年龄增长而下降。另外老年人可能合并脑血管意外、痴呆、帕金森综合征、心脏病、骨关节炎、白内障及服用镇静剂、降糖药、降压药、抗抑郁药等出现眩晕、低血糖、低血压、意识模糊等，加之路面湿滑、台阶、周边环境不熟悉等，就容易造成跌倒或摔伤。有报道摔倒的发生率随年龄增加，女性高于男性，在65岁以上的老年人，5%~10%的人摔倒后会发生骨折，90%的骨折是由摔倒造成的。因此，预防患者跌倒或摔倒对预防骨质疏松性骨折至关重要。这首先需要进行社会宣教，对骨质疏松就诊者或所致骨折患者进行系统的专业预防和延缓骨质疏松的教育干预；其次在居家安全措施方面需要在楼梯、卫生间、浴室安装把手，避免在湿滑路面行走，避免杂乱和松垮的地毯；同时要积极治疗与摔倒相关的原发病、监测药物的副作用；还要积极进行锻炼、步行、平衡性锻炼，提高日常活动量有增加和维持骨量的作用，运动还可以改善老年人的步态和平衡能力，同时增强骨周围肌肉组织收缩力，从而可减少因跌倒而致骨折的危险；对公共场所需要完善公共设施和警示标志。

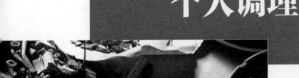

第二章
个人调理攻略

一、坚持锻炼

经常进行体育锻炼，可以增加体质，增强骨质，可以预防骨质疏松，减轻骨质疏松的症状。

（一）骨质疏松锻炼原则

1. 防治骨质疏松的运动以中老年人为主，运动前须进行常规身体检查和运动功能试验，以确保安全。

2. 运动中应避免过多的爆发性、力量性练习和屏气动作，运动强度应从小逐渐加大，防止发生运动损伤。

3. 尽可能于室外运动。

4. 运动期间，要加强饮食营养，尤其注意动物性食物中钙的补充，必要时应在医生的指导下适量补充药物。

5. 要想维持较高的骨量或延缓骨量的丢失不论是年轻人还是中老年人，都必须持之以恒坚持锻炼，提高锻炼兴趣，养成锻炼习惯。

6. 定期检查身体，根据检查结果和运动感觉随时进行整，以保证可靠的运动效果。

（二）使骨骼强壮的运动

1. 目前认为最有用的 8 种运动方式如下。不过在付诸实践之前你需要咨询医生，看看这些运动是否会给你带来危险，然后你就可以努力去做了。

（1）太极拳：太极拳是一种缓慢的、优雅的运动，强调身心协调，具有健骨的功能。24 式简化太极拳和太极推手训练，到后期主要为太极推手训练。强度：每次训练时间为 15~20 分钟。技术要求：主要控制重心的运动性平衡，动作以腰为轴、腰为主宰，训练时以意念引导气血运行周身。重点放在腰部，尤其为太极推手训练要重视腰椎的感受。运动频率：每周参加运动锻炼的次数为 3~5 次，不少于 3 次。

（2）瑜伽：一项发表于《瑜伽杂志》研究结果发现那些有规律的练习瑜伽的女性脊柱骨密度增加不少。这种缓慢的，精致的运动可以使髋部、脊柱、腕部骨骼密度增加，这些部位是骨折的好发部位。此外，瑜伽还可以锻炼人的平衡，协调能力，能使人高度集中，保持身体的警觉状态，这样至少不会跌倒。

（3）慢跑：这是一种永不过时的运动，它是使骨骼健康的好方式。在护士中进行的一个研究表

明，每周跑步 4 个小时，骨折的风险将降低 41%
（与每周跑步时间少于 1 个小时的人相比）。慢跑
是最好的，不过也可以根据自身的健康状态调整
速度。强度：每次 2~3 圈（运动强度参考"心率 =
170- 年龄"）。技术要求：上体稍前倾，头部自
然。躯干收腹拔背，两臂自然协调摆动，两腿用力
蹬摆，注意力主要放在腿的蹬地及腰椎受力的感
受上。

（4）高尔夫：可能有人不把高尔夫看成一项
运动，即使运动也是贵族式的，不过如果你没有经
济压力，高尔夫还是一项好运动。背着高尔夫包走
18 个洞的路程，在大大的球场里追逐，击球的动
作也增加了上半部身体的运动量，这所有的动作都
有助于锻炼髋部和脊柱。

（5）跳舞：莎莎舞、桑巴、伦巴、探戈、
SWING、狐步舞等等，这些都能让人心跳加快，并
且让髋部骨骼更健康。

（6）徒步旅行：这种方式使你双脚接触地面，
可以增加骨骼密度，尤其是髋部骨骼，就像慢跑一
样。强度：每次 2~3 圈（每圈 400m），80~90 步 / 分
钟。技术要求：抬头、挺胸、直腰、四肢摆动自如，
两臂刚力向前摆动，注意力主要放在呼吸系统、胸
廓及肩带的活动上。如果你选择爬山，上山和下山

的过程可以让更多的骨骼受益。

（7）球拍类运动：网球，羽毛球等。每一次击球你都可以加强持球拍的上肢，手腕和肩膀的力量，在跑动的过程中也可以训练髋部，而在努力抢救位置较低的球时也训练了腰部。

（8）健身操颈椎运动方法：与项争力（两肘屈曲，双手十指交叉抱头于后枕部，两腿分开与肩宽，头用力后仰，双手同时给头一定的阻力）、颈项争力（头部上下左右缓慢转动）、前伸探海（两腿分立与肩宽，双手叉腰，头颈前伸并转向右下方，双目向前下视，左右交替）、回头望月（两腿分开与肩同宽，两臂自然下垂，两腿微曲，左手上举，手掌置头后，右手背置腰背后，上体前倾45°，左右旋转，头随旋转向后上方做望月状）等。上肢运动方法：左右开弓（一手侧平举，一手向胸前屈曲如拉弓状，两目注视屈曲之手）、双手举鼎（两脚开立与肩同宽，两臂屈肘，双手虚握拳，平放肩前，高与肩平，两拳逐渐松开，掌心向上，两臂柔和地向上直举，眼随两掌上举而向上看）、弯肱拔刀（取立位，右臂屈肘向上提起，掌心向内，提过头顶，手掌下放，抱住颈项；左臂同时屈肘，掌心向外，手背贴于腰后）、俯卧撑等。腰背运动方法：按腰转腰（双脚自然分开，站直，双手掌心贴于腰部，顺时针方向旋转腰背，再逆时针方向旋转）、插掌攀足（弓步插掌：两脚开立比肩稍宽，两臂下垂。右手伸向前方，右手掌向右搂回腰际抱肘，左掌向正右方伸出（如用力插物状），身体向右转，成右弓步。左掌向左前方平行搂回腰际抱肘。右掌向正左前方伸出，身体向左转，成左弓步。双手攀足：两脚开立，两手置腹前，掌心向下。腰向前弯，手掌下按着地，然后还原。两腿要伸直，膝关节不能弯曲）、拧腰转体（两脚并立，两手插腰。腰胯向左后拧转，力争看见右脚跟；腰胯向右后拧转，力争看见左脚跟）、仰卧两头起（平躺，两腿并拢自然伸直，两臂于头后自然伸直。起坐时，两腿两臂同时上举下压，向身体中间靠拢，以胯为轴使身体形成对折，然后恢复原状）、俯卧背伸（俯卧，头转向一侧。两腿交替向后做过伸动作；两腿同时做过伸动作；两腿不动，上身躯体向后背伸；上身与两腿同时背伸）、仰卧架桥（仰卧以两手叉腰做支撑点，两腿屈膝成 90°，脚掌在床上踏实。以头后枕部及两肘、两脚支撑身体，腹部上挺，成半拱桥形）等；腿部运动方法：转膝、摆踢、举腿、换步、半蹬跳等。强度：运动的时间每次为 15~20 分钟。技术要求：动作方向准确，幅度到位，所活动的肌肉明确，注意力放在被锻炼的部位，都是增加增强身体耐力的方法。

2. 除以上运动方式外，还有些古代流传下来的民间健身法，如搓腰功为其中之一。腰乃连系身体的各部位，为肾之府。腰部为太阳膀胱经、督脉所过，按摩腰部可改善身体各部位之血液循环，有散寒去湿，调和气血，舒筋通络，强筋健骨之效；按摩腰部还能扩张密布于皮肤内的微血管，改善局部的血液循环，增加腰部的弹性，进而增强腰部肌肉的耐力，活化腰椎关节之功能。主要包括搓、捏、摩、扣、抓、旋6个动作。

（1）搓：端坐，两脚略分开，与肩同宽。双手对掌互搓十次，待稍稍发热后，紧按两侧腰眼处（第4腰椎棘突左右各3.5寸）。稍微停顿此处，约呼吸3~5次后，两手掌顺腰椎两旁，上下用力搓动，向下搓到尾骨下的长强穴（尾骨尖与肛门之间）处，向上搓到两臂后屈尽处。连续36次。

（2）捏：双手拇指和食指同时夹捏脊椎正中的皮肤，从第二腰椎棘突下开始往下捏，捏一下松一下，直至尾骨处，如此捏脊4次。

（3）摩：两手轻握拳，拳眼向上，以掌指关节突出部分，在两边腰眼处，做旋转按摩，先以顺时针方向旋摩18圈，再以逆时针方向旋摩18圈。

两侧可同时进行。也可先左后右进行。

（4）扣：两手轻握拳，拳眼向下，同时用两拳的掌面轻扣（以不痛为度）骶骨部，左右拳各扣36次。

（5）抓：两手反叉腰，拇指在前，按于腰侧不动。其余四指从腰椎两侧，用指腹向外抓擦皮肤。两手同时进行，各抓擦36次。

（6）旋：两脚开立与肩同宽，双手叉腰（四指在前，拇指在后）。两手用力向前推使腹部凸出，体向后仰。左手用力向右推，上体尽量左弯。两手向后推，臀部竭力后坐，上体尽量前弯。右手用力左推，上体尽量右弯。以上4个动作为1圈。以顺时针方向旋腰9圈，再逆时针方向旋转9圈。注意旋腰时要缓慢，不可过速或过于用力，以免扭伤腰部。

练功一般皆取坐位。室内气温低时也可在床上盖被以俯卧位进行，但需按摩一周后再进行另一侧。旋腰动作可穿衣服站立着进行。预防为主时，每个动作按摩次数可减少，一般在36次以内即可。如用于治疗可增至60~120次，以微微出汗为度，以免过劳。

3. 如果你没有时间进行以上户外运动，可以尝试做以下简易自我锻炼动作。

（1）收腹运动：仰卧床上，两臂放于身体两侧，两脚伸直。两臂由身体两侧向上抬起至头上方，同时腹部内收，使腰背部接触床面，保持这一姿势5秒钟，然后放松还原。重复做4~6次，（也可根据自身条件规定重复次数，以下同此）可加强腹背部肌肉锻炼。

（2）抱膝运动：仰卧床上，两腿膝关节弯曲，大小腿重叠，两手抱在两膝关节的前方。用力使两大腿尽力贴近胸部，保持这一姿势5~10秒钟，然后放松还原。重复4~6次，可加强背部肌肉力量及髋、膝关节的活动能力。

（3）展臂屈肘运动：仰卧床上，两腿膝关节弯曲，两腿撑床面，两臂肘关节弯曲外展90°，两手指向天花板。动作过程：两肘用力支撑床面，使背部肌肉紧张，保持这一姿势5~10秒钟，然后放松还原。重复做4~6次，可加强上背部肌肉力量。

（4）收腹抬腿运动：仰卧平躺床上，两腿伸直向上抬起30°左右，两手放在两侧腹部感觉腹肌的收缩，保持这一姿势5~10秒钟，然后放松还原。重复做4~6次，可加强腹部股肌肉力量。

（5）外展抬腿运动：右侧卧，右腿膝关节稍微弯曲，左腿伸直，左腿伸直向上尽力抬高，并保持这一姿势5~10秒钟，然后放松还原。重复做

4~6次后，换左侧卧做同样的动作，可加强髋部肌肉群的力量。

（6）后抬腿运动：两膝跪在床上，两手撑床面。左腿伸直向后方尽力抬高，并保持这一姿势1分钟，然后放松还原，换右腿做，两腿各重复抬腿4~6次，可加强腰髋部肌肉力量。

这套自我锻炼动作，练习时应缓慢，避免用力过大或突然用力，每天练习1~2次。只要能持之以恒，对骨质疏松会产生积极的作用。

4. 注意事项　如果你的骨骼已经处于虚弱状态，那么运动时你需要注意以下细节。因为骨折的风险比正常人大很多，所以对那些有可能让人摔倒的运动要格外小心，比如下山途中、溜冰。如果脊柱骨质疏松，那么在练习瑜伽时要避免过度后屈的动作。

最后，再一次提醒，决定进行任何一项运动之前要咨询医生，尤其是如果你正在服用某种影响身体协调性，以及平衡状态的药物。任何一个运动都适用的技巧：要有耐心。即使对骨骼生长速度极快的年轻人来说，重建健康的骨骼也需要3~4个月，对于骨质疏松患者或者老人来说，这个过程就更长了。所以，在坚持运动的第一周后，不要期望骨密度检查的结果有任何改善。骨骼的变化是缓慢的，但是它确实在改变。

（三）长期卧床病人可进行的功能锻炼

长期卧床的病人导致骨质疏松的主要原因是运动量减少，钙、磷、蛋白质丢失，以及原发疾病的影响等。运动是防止长期卧床性骨质疏松的有效途径。那么，怎样运动才能更有效地防止骨质疏松呢？以下几种方法可供参考。

身体较虚弱的病人可由家属或医护人员进行全身肌肉按摩，主要采用捏拿肌肉的方法，刺激肌肉收缩。被动活动四肢关节，刺激骨骼，减少骨量的丢失。肌肉按摩每日 2 次，每次以病人不出现疲劳感为度。

身体状况相对较好的病人可以进行主动肌肉收缩（使肌肉用力），进行主动的关节活动，包括四肢所有关节，可以减少骨量丢失，防止关节粘连而出现功能障碍。

身体状况较好的病人可在床头系一布带，病人双手牵拉布带，双下肢蹬住床头。每日 3~4 次，每次 10~20 下。

病情允许的卧床病人可做仰卧起坐，以及腰背肌的功能锻炼等。如果病情允许，可以早期扶拐下地行走。

二、饮食调养

骨质疏松患者在药物治疗的同时，还应配合着一些饮食治疗，但是在饮食调理的同时，并不是一味的补充营养，要注意合理调配。下面详细介绍一下骨质疏松患者的饮食调养法。

（一）骨质疏松患者饮食注意

1. 膳食应含有丰富的钙，每日至少 1.5 克。要常吃含钙量丰富的食物，如虾皮、海带、发菜、木耳、核桃仁、牛奶、萝卜、芥菜、卷心菜、甘蓝和各种豆制品等。应减少食盐摄入，以保存体内钙质，同时注意补充镁和锰。也可以服用钙片等方式补充钙，应注意选择钙含量高并含有维生素 D 的钙片。同时晒太阳也不失为一种补钙方法。

2. 宜供给足够的蛋白质，每日最好能食用 1 升左右的奶或相应的奶制品。但如果摄入过多蛋白质，亦会使钙从尿中排出量增加。

3. 宜供给充足的维生素 D 及 C，因其在骨骼代谢上起着重要的调节作用。应多吃新鲜蔬菜，如苋菜、雪里蕻、香菜、小白菜等，还要多吃水果、沙丁鱼、鱼肝油等。

4. 饮食调养初期，最好减少膳食中的磷含量，使钙磷比值达到正常［（1.5~2）：1］。

5. 对于肥胖症的病人，采用控制热量膳食。

6. 多摄入水分，以防钙石形成或高钙血症。

7. 动物性食物含钙也很丰富，可适当多食用。

（二）骨质疏松患者饮食禁忌

1. 不能吃得过咸　吃盐过多，也会增加钙的流失，会使骨质疏松症状加重。在实验中发现，每日摄取盐量为 0.5 克，尿中钙量不变，若增加为 5克，则尿中钙量显著增加。

2. 不能多吃糖　多吃糖能影响钙质的吸收，间接地导致骨质疏松。

3. 要注意适量摄入蛋白质，但不能过多摄入　蛋白质过多会造成钙的流失。根据实验发现，妇女每日摄取 65 克蛋白质，若增加 50%，也就是每日摄取 98 克蛋白质，则每日增加 26 克钙的流失。

4. 不宜喝咖啡　嗜好喝咖啡者较不喝者易流失钙。实验发现，一组停经妇女患有骨质疏松的患者中，有 31% 的人每天喝 4 杯以上的咖啡；而另一组骨质正常者中只有 19% 的人每天喝 4 杯以上的咖啡。

5. 不能长期饮浓茶　茶叶内的咖啡因可明显

遏制钙在消化道中的吸收和促进尿钙排泄，造成骨钙流失，日久诱发骨质疏松。

6. 不宜用各种利尿药、抗癫痫药、甲状腺旁素、可的松一类药物　这些药物可直接或间接影响维生素 D 的活化，加快钙盐的排泄，妨碍钙盐在骨内沉淀。因此，骨质疏松患者必须严格禁止使用上述药物。如因别的疾病需要用，也必须在医师的指导下用药。

（三）骨质疏松患者常用食疗方

1. 枸杞子羊肾粥

【配料】枸杞子 30 克，羊肾 1 只，肉苁蓉 15 克，粳米 60 克，盐适量。

【制法】将羊肾剖开，去内筋膜，洗净切碎。将枸杞子、肉苁蓉、粳米洗干净，与羊肾同放入锅中，加水适量，文火煎煮，待粥将成，加入食盐调匀即可食用。

【服法】早晚加温食用。

【功效】枸杞子补肾益精，养肝明目，与羊肾并用，可起强腰补肾壮骨功效。

【适用人群】适用于肝肾阴亏者，症见腰膝酸软，腰背疼痛，头晕，目眩等。

2. 甲鱼补肾汤

【配料】甲鱼1只，枸杞子30克，熟地15克。

【制法】将甲鱼洗净，去肠杂、头、爪及甲，切成小块。将枸杞子、熟地洗净，与甲鱼肉同放入锅中，加水适量，文火炖熟即可。

【服法】食肉喝汤，每周2~4次。

【功效】甲鱼、枸杞、熟地可补肾滋阴降火。

【适用人群】适用于肾阴亏虚者，症见腰膝酸软，心烦失眠，潮热盗汗等。

3. 当归羊肉汤

【配料】当归30克，生姜15克，羊肉200克。

【制法】加水适量，共煮至羊肉熟烂。

【服法】喝汤吃肉。

【功效】当归补血通络，羊肉温阳补肾。

【适用人群】适用于脾肾阳虚、寒凝经脉者，症见形寒肢冷，面色㿠白，腰膝酸软，久泻久痢，下利清谷，小便不利，肢体浮肿等。

4. 猪血瘦肉豆腐汤

【配料】猪血250克，猪瘦肉、豆腐、胡萝卜、山药各100克，姜末、葱花、食盐适量。

【制法】将猪瘦肉洗净、切丝、勾芡；猪血、豆腐切块，胡萝卜及山药切片。同加清水适量煮沸后，调入姜末、食盐等，待熟后调入葱花、盐适量，稍煮即成。

【服法】早晚服用。

【功效】健脾补肾、益气养血。

【适用人群】适用于脾肾亏虚，气血不足者。症见面色苍白，少气乏力，腰膝酸软，泄泻等。

5. 芝麻核桃粉

【配料】取黑芝麻、核桃仁各 250 克，白砂糖50 克。

【制法】先将黑芝麻、核桃仁炒熟，同研为细末，加入白糖，拌匀后装瓶备用。

【服法】每日 2 次，每次 25 克，温开水冲服。

【功效】黑芝麻滋补肝肾，为延年益寿佳品。芝麻含有多量的钙、磷、铁等矿物质及维生素 A、维生素 D、维生素 E。核桃仁补肾强腰，其所含的钙、磷、镁、铁等矿物质均可增加骨密度，延缓骨质衰老，所以芝麻核桃粉有良好的抗骨质疏松作用。

【适用人群】对各型骨质疏松症均有效。

6. 豆腐鸡蛋虾皮汤

【配料】猪骨汤 1000 毫升，豆腐 2 块，鸡蛋 1个，虾皮 25 克，葱花、蒜、食盐适量，山药片 50 克。

【制法】将鸡蛋去壳，加清水及食盐适量调匀，蒸熟，豆腐切块。锅中放植物油适量烧热后，放入葱花、蒜略炒，然后调入猪骨汤、虾皮，待沸后将蒸蛋以汤匙分次舀入，再加豆腐、山药，调入食盐，煮沸后即成。

【服法】每日 1~2 次。

【功效】猪骨可补肾壮骨，虾皮鸡蛋具有补充蛋白质和钙质的作用。

【适用人群】适用于缺钙的骨质疏松患者。

7. 海带菠菜汤

【配料】海带 50 克，菠菜 200 克，黄豆 30 克，精盐、麻油各适量。

【制法】海带洗净切丝加水 300 毫升，煮 15 分钟，下入泡发好的黄豆煮沸后，再将洗净的菠菜切段放锅内，同煮 10 分钟，加入精盐，淋入麻油。

【服法】分 1~2 次趁热食菜喝汤。

【功效】海带含有丰富的钙，菠菜富含维生素 A、B 族维生素和维生素 C，以及矿物钙、磷、铁及胡萝卜素、叶酸、叶绿素、纤维质等营养成分，此汤可防治人体缺钙。

【适用人群】适用于骨质疏松及高血压、高血脂等症。

8. 赤小豆鲫鱼汤

【配料】鲫鱼一条、赤小豆 30g、醋、姜、料酒、盐适量。

【制法】将鲫鱼去鳞、鳃、内脏，洗净，将洗净的鲫鱼加醋、姜、料酒、盐等调料腌制，将腌制好的鲫鱼和赤小豆放入锅里，加水煮烂。

【服法】分次食用。

【功效】清火补钙、调节骨骼质量的作用。

【适用人群】适用于肝肾阴虚者，症见腰膝酸软，五心烦热，目眩耳鸣，失眠汗多等。

9. 猪皮续断汤

【配料】鲜猪皮200克，续断50克，生姜15克，黄酒100克，食盐适量。

【制法】取鲜猪皮洗净去毛、去脂、切小块，放入蒸锅内，加生姜15克，黄酒100克，食盐适量；取续断煎浓汁加入锅内，加水适量，文火煮至猪皮烂为度，即可食用。

【服法】1日1次，分次服。

【功效】猪皮含丰富的骨胶原蛋白，续断有强筋健骨、益肝肾等作用。此粥有利于减轻骨质疏松引起的疼痛，延缓骨质疏松症的发生。

【适用人群】适用于各类骨质疏松患者。

三、针灸治疗，穴位按摩

我国运用中医药防治骨质疏松是近十年的事，

而对针灸按摩治疗本病的理论探讨和临床研究并不多见，大多为一些辅助治疗，但也有一定的效果。

骨质疏松大抵属于中医古代文献中的"骨痿""骨枯""腰痛"的范畴，中医认为肾中精气的多少与骨的关系密切，若肾精耗损，则其主骨生髓的功能减弱，而致髓不养骨，骨质丢失。针灸具有调和阴阳，补虚泻实，扶正祛邪的功能，能够调整和改善脏腑功能。现代研究表明，针灸能有效地作用于内分泌系统，纠正激素的紊乱状态，平衡钙磷代谢，从而从根本上改善骨质疏松的程度。

（一）针 灸 治 疗

1. 针灸治疗骨质疏松的一般原则

（1）遵循三个层次的原则：骨质疏松的病因众多，病机及临床表现复杂，临床首先应辨证论治，确定病变所涉及脏腑经络，病位之深浅，病性之寒热虚实，进而确定治则、腧穴及补泻手法。其次应辨证与辨病相结合，骨质疏松的类型很多，有原发的，有继发的，故在辨证论治的前提下要结合现代医学对本病的认识，有针对性地选用穴位。再次是对症选穴，针对骨质疏松常见的腰背痛、骨痛等症状选用适当的穴位。

（2）根本点着眼于补肾：骨质疏松多责之于

肾虚。现代医学研究亦说明肾虚证的本质表现为垂体和靶腺功能的退变，而下丘脑—垂体—性腺轴功能低下的诸多表现与骨矿含量减少的病理是一致的。肾虚是骨质疏松最根本的因素，故治疗本病应从补肾着眼。

（3）无症治本，有症标本兼治：临床上有些患者无临床症状，而仅表现为骨矿含量和骨密度的降低；另外一些患者有腰背痛、驼背、骨折等临床表现。对于前者当从"补肾"论治，以治其本；而后者则应在补肾的基础上进一步辨证论治，标本兼治。

（4）多取背俞穴、原穴：背俞穴是脏腑经气输注于背腰的穴位，原穴是原气留止的部位，两者多用以治疗五脏之疾，取背俞及原穴能调整五脏功能，通达三焦原气。治疗本症常取肾、脾两脏的背俞穴肾俞、脾俞及原穴太溪、太白。

（5）取八会穴：肾精不足则无以生髓，则病髓枯；髓枯无以养骨，则病骨痿；骨痿则筋不能任用，则病筋软。故治疗本病可取绝骨穴，大杼穴及阳陵泉穴。

（6）疗程：骨的代谢周期较长，一般而言，整个骨的重建过程持续约3~4个月，且该过程中只有70%的骨基质矿化，完全矿化还须4个月左右的时间。故整个针灸疗程至少需要半年以上的时间。为防止穴位疲劳性，可在治疗期间适当休息几次或采用两组穴位交替治疗。

2. 辨证论治

（1）肾虚证：为骨质疏松的基本证型，凡有骨量减少都可辨为此证。临床辨证有偏阴虚、偏阳虚、阴阳俱虚或肾精不足之分，但总以补肾为要。治宜补肾益精、壮骨填髓，选用补肾基本方，取足太阳、足少阴、任脉为主，采用补法或加灸。肾俞、太溪补肾，关元、神阙补养真元，大杼、绝骨、阳陵泉以壮骨填髓舒筋，肾阳虚者加灸命门。

（2）脾肾阳虚证：在肾虚证的基础上兼见脾阳虚的症状，治宜健脾补肾。在基本方的基础上加脾俞、太白、足三里以补益后天，调养脾胃。针用补法或加灸。

（3）肝肾阴虚证：在肾虚证的基础上兼见肝阴虚的症状，治宜滋水涵木。基本方加肝俞、太冲。用补法，不灸。

（4）瘀血阻络证：症见腰背、颈项、髋、膝、踝关节疼痛，痛处固定，舌质紫暗或见瘀点瘀斑，脉细涩。治宜活血化瘀，方用基本方加血海、三阴交。

（5）寒湿痹阻证：症见腰背痛或全身骨痛，

遇寒加重，身重困倦，或关节屈伸不利，舌苔白滑，脉滑。治宜温化寒湿，基本方加阴陵泉，重灸关元。

3. 辨病治疗 骨质疏松分原发性、继发性和特发性三种。各种骨质疏松均具有共同的特征，但其病因及特殊的临床表现则各不相同。因此，有针对性地辨病用穴能提高治疗效果。

（1）绝经后骨质疏松主要由于绝经后体内雌激素含量的急剧下降引起。加灸神阙、足三里。已有研究表明，艾条温灸神阙、足三里能够显著提高老年人体内雌激素的含量。

（2）老年性骨质疏松主要因增龄引起，除骨质疏松外全身功能衰退征象比较明显。加用温针灸命门、足三里以温补肾阳，提高免疫力。

（3）甲亢性骨质疏松主要由于甲状腺激素分泌增多引起骨矿代谢异常，骨转换加快。可用基本方加水突、天柱、内关、间使等穴，以降低血清中甲状腺激素的含量，调整异常的免疫功能。

（4）消化性骨质疏松维生素 D 和钙的吸收不良是主要原因。宜加中脘、内关、足三里健脾养胃，改善胃肠道的吸收功能。

4. 对症取穴 颈项痛取大椎、颈夹脊；背痛取至阳、筋缩、胸夹脊；腰痛取肾俞、大肠俞、腰夹脊；腓肠肌痉挛取委中、承山；膝痛取双侧膝眼；骨折取曲池、血海、三阴交及骨折附近穴位；胸闷取内关、膻中。

总之，针灸治疗骨质疏松要遵循辨证和辨病相结合的原则，并适当对症选穴，做到标本兼治。骨质疏松患者一般年龄较大，体质较弱，其症情本虚标实，且以本虚为主，针刺时应以补法为主，刺激量要轻，并多用灸法。不论患者有无临床症状，或治疗一段时间后症状消失，整个治疗周期应大于6个月。骨质疏松的疗效评定标准应以骨密度的提高或降低为准，而不应只根据临床表现。

（二）按 摩 要 点

骨质疏松是肝肾不足的表现之一，所以按摩法治疗骨质疏松常从补益肝肾着手。常按的穴位主要有肺俞、心俞、肝俞、脾俞、肾俞、关元、合谷、内关、曲池、肩井、风池、涌泉、太溪、太冲、足三里、上巨虚、下巨虚、三阴交等。值得注意的是，由于骨质疏松者本身骨骼较脆弱，因此，在进行按摩的时候，一定要轻柔，避免重手法和长时间的按摩，否则，极易发生软组织挫伤甚至骨裂、骨折。

1. 掌摩关元穴

【位置】脐下正中3寸。

【按摩方法】被按摩者仰卧，按摩者双手交叉重叠置于患者关元穴上，稍加压力，然后快速地、小幅度地上下推动，也可以关元穴为中心，做圆圈运动，以局部有酸胀感为佳。

【祛病功效】调节内分泌系统，缓解老年性骨质疏松。

2. 点按肾俞穴

【位置】腰部，第2腰椎棘突旁开2横指处，左右各一穴。

【按摩方法】被按摩者俯卧，按摩者双手拇指压在患者两侧肾俞穴上，反复点按100~300次，以局部有酸胀感为佳。

【祛病功效】增强肾脏功能，固肾补气，缓解老年性骨质疏松。

3. 摩擦涌泉穴

【位置】足趾跖屈前中1/3凹陷处。

【按摩方法】被按摩者坐位或仰卧，按摩者用手掌反复摩擦患者涌泉穴100~200次，以局部有酸胀感为佳。

【祛病功效】散热生气，增强生殖系统功能，改善老年性骨质疏松。

四、误 区

（一）饮 食 误 区

骨质疏松患者由于骨量下降，出现骨痛、乏力等症状，饮食应该多摄入含高钙、高蛋白的食品，丰富的维生素 D 及各种维生素，加强营养，提高免疫力。但很多患者在饮食调养方面陷入了误区，不少患者滥用滋补之品，或过食肥甘厚味、辛辣刺激、煎炸燥热之品，殊不知饮食与身体状况不和，反而加重了病情。骨质疏松患者应根据体质以及具体病情选择正确的食养方案。

1. 如有骨痛、腰膝酸软、潮热盗汗等，此时适宜进食滋阴补肾、益精壮骨的食品，如枸杞子羊肾汤、甲鱼补肾汤、赤小豆鲫鱼汤等，切忌肥甘厚腻、温补、温燥之品，亦忌饮酒及恣食辛辣之品。烹调时亦以清炖、清蒸为主，避免油炸、爆炒。

2. 如有形寒肢冷，面色苍白，少气乏力，腰膝酸软，久泻久痢等，可适当进食健脾益气养血的食物，如小麦、山药、大枣、莲子、蚝肉、小米、粳米、当归等，如当归羊肉汤、猪血瘦肉豆腐汤等。不可使用过于粘腻或难以消化的食物，寒凉的食物亦影响脾胃运化，如西瓜、苦瓜等，不适合于气虚质的患者。

3. 如无明显偏寒偏热等症状，此时适宜进食强筋健骨、强精益髓的食品，以及富含丰富钙质、维生素及高蛋白的食品，如芝麻核桃粉、豆腐鸡蛋虾皮汤、猪皮续断汤等。

（二）锻炼误区

主要为过度锻炼、带病锻炼。

（三）用药误区

不少骨质疏松患者存在用药误区，主要表现为以下方面：

1. 滥用补钙产品　滥用补钙产品在病程较长的骨质疏松病人中非常普遍。许多患者出现上了年纪之后，或者出现骨痛、乏力、易摔倒骨折等之后，先自行服用钙剂，往往会过量服用，这样不仅不能充分补充钙质，还可能导致过分补钙从而出现高钙血症，甚者危及生命等。也有患者会不规律间断服用钙剂，这样药物疗效发挥不充分，起不到很好的补钙效果。建议患者使用钙剂之前应征求风湿科医生的意见，有针对性地选择钙剂。

2. 滥用各类保健品　有些骨质疏松患者会滥

用各种保健品，有些没有骨质疏松的百姓也会服用保健品来预防骨质疏松，认为能提高人体抵抗力，减少发病，殊不知补应有道，这类保健品往往没有正规药品批号，成分不明确，疗效不确切，不适当地使用滋补药物，反而会出现各种不良反应，甚至酿生他病。

值得一提的是，很多骨质疏松患者误以为药物治疗就是疾病防治的全部，忽视了饮食不当、吸烟等其他因素的影响。实际上，良好的生活方式，对骨质疏松的防治尤为重要。加强锻炼是公认的骨质疏松比较重要的防治手段。

第三章
名医防治指导

一、西医治疗

　　骨质疏松最严重的并发症是骨折，给个人、家庭、社会带来沉重的负担。因此骨质疏松是一种需要积极治疗的疾病。根据骨质疏松的程度不同，临床上将骨质疏松分为：骨量降低、骨质疏松、严重骨质疏松三个不同等级，治疗亦有不同之处。对于骨量降低（骨密度测定 T 值：–2.5~–1）的患者，一般仅使用钙剂 + 活性维生素 D 即可延缓或减少骨量的进一步降低。而对于已经发生的骨质疏松（骨密度测定 T 值≤–2.5）及严重骨质疏松（骨密度测定 T 值≤–2.5 伴至少一处脆性骨折）的患者，则需要在补充钙剂 + 活性维生素 D 的基础上，再使用抗骨质疏松药，包括：双膦酸盐、降钙素、锶盐、雌激素、选择性雌激素受体调节剂、甲状旁腺激素。

表 3-1　骨质疏松的治疗

分级	T 值	治疗
骨量降低	–1~–2.5	钙剂 + 活性维生素 D
骨质疏松	≤–2.5	钙剂 + 活性维生素 D+ 抗骨质疏松药

续表

分级	T 值	治疗
严重骨质疏松	≤–2.5 伴至少一处脆性骨折	钙剂 + 活性维生素 D+ 抗骨质疏松药

（一）钙　　剂

钙是人体必需的营养物质，也是骨骼中主要的矿物质成分。补钙是骨质疏松治疗的基础，通过补钙，不仅可以增加峰骨量，而且可以减少绝经后和与年龄相关的骨丢失，所以骨量降低及骨质疏松均应补充钙剂。一般来说，每日钙元素的总摄入量可达 800~1200mg，这一方面可通过高钙饮食，如牛奶来增加饮食中钙质的获得，一方面可通过服用专用的钙质补充剂来增加钙质的获得。

目前市面上钙剂制品品种繁多，价格不一，但总体来说可分为有机钙和无机钙两类。有机钙主要有葡萄糖酸钙、乳酸钙、枸橼酸钙等，无机钙主要包括碳酸钙、氯化钙等。各类钙剂的平均吸收率差别并不大，约为 30% 左右，从价廉、钙元素含量高、重金属含量低几个方面综合评判，目前临床上常用的以碳酸钙 - 维生素 D 复合制剂为主，如碳酸钙 D3，推荐剂量为 1 日 1~2 片，既可保证钙元素的足量摄入，价格又非常便宜。

另需注意的是，某些市场上常见的钙质补充剂并不适用于常规补钙，比如市场常见的葡萄糖酸钙，其钙质含量偏低（钙元素仅为9%），并不适于口服补钙，临床多用其注射剂来纠正急性低钙血症。还有某些龙骨、牡蛎等制成的钙质补充剂，往往重金属含量较高，长期服用安全性堪忧，且所含钙质一般为氧化钙、氢氧化钙为主，不但水溶性差，且对胃肠道有一定刺激性，并不适用于骨质疏松的治疗。

民间常有"吃什么补什么"的古话，因此提到骨质疏松，往往第一个想到的就是多喝骨头汤。实际上，骨头中所含的钙质大多不溶或微溶于水，骨头汤中仅含有极微量的钙质。有学者研究发现，骨头汤中所含的钙质比自来水中所含的钙质多不了多少，不但不能补钙，而且骨头汤中往往含有大量的脂肪，反而抑制钙质的吸收，加重骨质疏松。

（二）维 生 素 D

维生素 D 可促进钙质在肠道中的吸收，维生素 D 缺乏也可引起继发性甲状旁腺功能亢进，增加骨的吸收，从而引起或者加重骨质疏松，故维生素 D 的补充也是骨质疏松治疗的重要方面，不论何种骨质疏松均应补充维生素 D。

人体内的维生素 D 主要由皮肤合成及饮食获得，根据其生理活性的不同，维生素 D 分活性的维生素 D 和非活性维生素 D 两种，非活性维生素 D 可依次在肝脏、肾脏中经过两次转换，最终转换为活性维生素 D［即 1，25（OH）$_2$D$_3$］。由于活性维生素 D 与非活性维生素 D 两者在促进钙质吸收的强度方面具有明显差别，故临床一般使用活性维生素 D 治疗骨质疏松，而非活性维生素 D 一般用于骨质疏松的预防。

目前临床上常见的活性维生素 D 制剂主要有阿法骨化醇及骨化三醇两种。阿法骨化醇价格较低，体内血钙波动小，安全性更高，更适合一般患者使用。但由于阿法骨化醇需在肝脏中经过一次转化而最终形成骨化三醇发挥作用，故肝功能不全则更推荐骨化三醇的应用。这两种活性维生素 D 的治疗剂量一般为每日 1~2 次，每次 0.25μg。用药期间需定期检测血钙的变化，防治出现高血钙症。

（三）双膦酸盐

双膦酸盐是最常用的一类抗骨松药物。使用双膦酸盐可以提高骨量，减少骨折的发生率，常作为抗骨质疏松一线药物使用。目前临床上最常用的双膦酸盐包括阿仑膦酸钠、利塞膦酸钠、唑来膦酸钠等等，使用频率不同，但作用机制均相似。

值得注意的是，所有口服的双膦酸盐制剂均有可能导致上消化道并发症的风险，如：活动性胃及十二指肠溃疡、反流性食道炎等等，故在此类患者需禁用。双膦酸盐的其他禁忌证包括：低钙血症、婴幼儿、孕妇等；青少年、哺乳期妇女、肝肾功能不全者应当慎用。使用口服双膦酸盐制剂时，均需严格遵照正确的的用药方法。如阿仑膦酸钠、利塞膦酸钠需空腹时服用，整片吞服，不得掰碎或者嚼服，药后需饮水 250ml 以上，不能平卧及禁食 30 分钟以上等。此外，在用药时期，均需补充足够的钙剂和活性维生素 D，充足的钙源是双膦酸盐发挥疗效的保证。

双膦酸盐的用药尚没有固定的疗程，需定期查检测骨密度，根据病情需要决定使用时间。

（四）降 钙 素

降钙素能抑制破骨细胞的生物活性、减少破骨细胞数量，减少骨量丢失并增加骨量，除此以外，降钙素还具有一定的中枢镇痛作用，故对于骨质疏松引起的疼痛具有良好的止痛作用，是伴有显著疼痛骨质疏松患者的首选。

表 3-2 常见的双膦酸盐制剂

通用名	适应证	疗效	用法	注意事项
阿仑膦酸钠	已被国家食品药品监督管理总局批准治疗绝经后骨质疏松、男性骨质疏松和糖皮质激素性骨质疏松	显著增加腰椎和髋部骨密度，显著降低椎体及非椎体骨折风险	70mg，每周1次，建议空腹服药，用200~300ml白水送服，服药后30分钟内不平卧，保持直立位，避免进食任何饮料、食物和药物	胃及十二指肠溃疡，反流性食管炎者慎用，肌酐清除率<35ml/min 禁用
依替膦酸钠	已被国家食品药品监督管理总局批准治疗原发性骨质疏松、绝经后骨质疏松和药物引起的骨质疏松	增加腰椎和髋部骨密度，降低椎体骨折风险	同歇周期给药，两餐间口服0.2g，每日2次，服药2周，停药10周，每3个月为1疗程，停药期间补充钙剂及维生素 D_3。服药2小时内避免进高钙食物及含矿物质的维生素或抗酸药	肾功能损害、孕妇及哺乳期妇女慎用

续表

通用名	适应证	疗效	用法	注意事项
伊班膦酸钠	已被国家食品药品监督管理总局批准治疗绝经后骨质疏松	增加腰椎和髋部骨密度，降低椎体及非椎体骨折风险	2mg入250ml生理盐水注射液，每3个月1次静脉滴注（2小时以上）	肌酐清除率<35ml/min禁用
利塞膦酸钠	已被国家食品药品监督管理总局批准治疗绝经后骨质疏松	增加腰椎和髋部骨密度，降低椎体及非椎体骨折风险	5mg，每日1次，建议空腹服药，用200~300ml白水送服，服药后30分钟内不平卧，保持直立位，避免进食任何饮料、食物和药物	胃及十二指肠溃疡、反流性食管炎者慎用
唑来膦酸钠	已被国家食品药品监督管理总局批准治疗绝经后骨质疏松	显著增加腰椎和髋部骨密度，显著降低椎体及非椎体骨折风险	5mg入250ml生理盐水注射液，静脉滴注至少15分钟以上，每年1次	肌酐清除率<35ml/min禁用

目前临床最常用的降钙素有鲑鱼降钙素、鳗鱼降钙素两种，其中鲑鱼降钙素有针剂及鼻喷剂两种剂型。一般情况下，应用剂量为鲑鱼降钙素50IU/次，皮下或肌内注射，根据病情每周2~5次，鲑鱼降钙素鼻喷剂200IU/日；鳗鱼降钙素20IU/周，肌内注射。应用疗程要视病情及患者的其他条件而定。由于降钙素可迅速降低血钙，故使用前需查血钙，若伴低血钙者禁用或补充钙剂至血钙正常后方能应用。少数患者应用降钙素可出现潮红、恶心等不良反应，偶有过敏现象，故注射降钙素前需进行皮试，皮试阴性后方可应用。

（五）锶　盐

锶是骨质中重要的组成成分，它能促进骨骼的发育和类骨质的形成。"雷奈酸锶"是目前上市的唯一一种治疗骨质疏松的锶盐类药物。目前认为其具有促进骨形成和抑制破骨细胞骨吸收双重作用。可以增加骨强度和骨密度，降低骨折发生风险。一般服用一次2g（1袋），一日1次。由于食物可以降低本品的吸收，故本品应在睡前或餐后2小时服用。与其他抗骨松药物一样，服用锶盐时同样也需要保证充足的维生素D和钙质的摄入。由于锶盐可以分泌至乳汁中，故哺乳期妇女、孕妇禁用本品。

（六）甲状旁腺激素

甲状旁腺激素是人体骨和肾中钙、磷代谢的重要调节因子，目前上市的特立帕肽是一种重组的人甲状旁腺激素（rhPTH1-34）片段，能促进骨形成，有效地治疗绝经后严重骨质疏松，增加骨密度，降低椎体和非椎体发生骨折的风险，因此适用于严重骨质疏松患者。该药价格较贵，一般剂量是20ug/d皮下注射，用药期间要监测血钙水平，防止高钙血症的发生，一般治疗时间不宜超过2年。

（七）雌激素类

雌激素能有效的预防骨丢失，保持骨量、降低骨折发生风险，所以绝经前妇女发生骨质疏松概率较低，一旦绝经，雌激素含量迅速下降，可造成骨质疏松快速发生。在这类人群中，进行雌激素或雌孕激素的替代治疗，可有效防止骨量丢失，延缓骨质疏松的发生，但长期使用雌激素可能导致乳房胀痛、阴道出血，增加乳腺癌、子宫内膜癌的发生危险性，故使用雌激素替代治疗绝经后骨质疏松需严格把握适应证，在医生充分权衡利弊后使用，切不可自行进行替代治疗。男性骨质疏松患者不宜使用雌激素制剂治疗骨质疏松。

表 3-3 雌激素治疗的利与弊

利	弊
控制绝经期症状	阴道出血
减少骨折	乳腺癌发生风险增高
降低直肠癌/结肠癌发生风险	子宫内膜癌发生风险增高
降低埃尔茨海默病发生风险	冠心病和卒中风发生险增高
提高生活质量	深静脉血栓发生风险增加
	乳房疼痛

表 3-4 雌激素治疗的禁忌证

绝对禁忌	相对禁忌
乳腺癌	子宫肌瘤
子宫内膜癌	子宫内膜异位症
血栓性疾病	乳腺癌家族史
不明原因阴道出血	胆囊疾病
活动性肝病	垂体泌乳素瘤
结缔组织病	

（八）选择性雌激素受体调节剂

该类药物仅限女性使用，可阻止骨丢失，增加骨密度，明显降低椎体骨折的发生率且选择性地作用于雌激素的靶器官，对乳房和子宫内膜无不良作用，能降低雌激素受体阳性浸润性乳癌的发生率，不增加子宫内膜增生及子宫内膜癌的危险，且乳房压痛和阴道流血等不良反应明显减少。目前上市的"雷诺昔芬"用法为口服，每日1次，每次1片（60mg），可以在一天中的任何时候服用且不受进餐的限制。老年人无需调整剂量。但该类药物仍可能增加静脉血栓发生风险，故对于正在或既往患有血栓性疾病的患者禁止使用。其他禁忌证包括：妊娠妇女、难以解释的子宫出血者、肝功能减退包括胆汁淤积者、有子宫内膜癌症状和体征者。

二、中医治疗

（一）分型治疗

中医既往无"骨质疏松"这一确切病名，常归属于"骨痿"等范畴。中医认为本病的发生于五脏虚损及气血功能紊乱相关，因肾主骨，故其中又以肾虚为主要病机，在紧扣肾虚为本的基础上，中医常根据骨质疏松的表现不同又分出若干证型进行辨证论治，加减处方，以提高疗效。本病常见的证型有：

1. 肾阴亏虚证

【临床表现】腰膝酸软，筋骨痿软，潮热盗汗，形体消瘦，口干心烦，失眠多梦，舌红少苔，脉象沉细。本证型在女性绝经后骨质疏松患者中最为常见。

【治法】滋阴补肾，壮骨荣筋。

【代表方】左归丸。

【常用药物】山药、熟地黄、山萸肉、牛膝、龟板胶、枸杞子、菟丝子、鹿角胶。

【药物加减】阴虚火旺者，可加知母、黄柏、龟板以滋阴降火；骨痛明显者，可加桑寄生、刺五加以补肾通络；兼有肝血不足，面色萎黄者，可加当归、阿胶以肝肾双补。

2. 肾阳亏虚证

【临床表现】腰背冷痛，筋骨痿弱，形寒怕冷，精神萎靡，记忆力减退，头目眩晕，小便频数清长，舌质淡嫩，脉沉细或沉缓。本证型在老年男性的骨质疏松患者中最为常见。

【治法】补肾壮阳，壮骨荣筋。

【代表方】右归丸。

【常用药物】熟地黄、山药、枸杞子、鹿角胶、菟丝子、杜仲、山萸肉、当归、肉桂、制附子。

【药物加减】乏力明显，夹有脾虚者，可加黄芪、人参，以补后天；骨痛明显者，可加桑寄生、刺五加以补肾通络；怕冷明显者，可加淫羊藿、仙茅等补火助阳；伴发骨折者，可加骨碎补、补骨脂以标本兼顾。

3. 肾精不足证

【临床表现】腰膝隐痛，牙齿酸软，尿频尿急，无自觉恶寒恶热，记忆力减退，舌质淡红，舌苔薄白，脉沉。

【治法】补肾填精，壮骨荣筋。

【代表方】固元煎。

【常用药物】熟地黄、山药、山萸肉、鹿角片、菟丝子、补骨脂、芡实、杜仲。

【药物加减】尿频尿急明显者，可加覆盆子、益智仁；牙齿酸软明显者，可加骨碎补。

4. 肝血不足证

【临床表现】面色萎黄，爪甲不荣，面生褐斑，皮肤干燥，舌质淡，舌苔薄白，脉细。

【治法】养血补肝。

【代表方】四物汤。

【常用药物】熟地黄、白芍、当归、川芎、阿胶。

【药物加减】合并肾虚者，根据阴阳亏虚不同可联合使用左归丸、右归丸、六味地黄丸等；兼有瘀血者，可加红花、桃仁以活血化瘀并促进新血形成；筋骨拘挛者，可加木瓜、牡蛎，重用白芍以柔肝止痉。

5. 气血亏虚证

【临床表现】神疲乏力、少气懒言、纳食不佳、大便失常、面色萎黄、唇色苍白、舌质淡、脉缓。

【治法】气血双补。

【代表方】归脾汤。

【常用药物】黄芪、人参、白术、当归、熟地黄、龙眼肉、阿胶。

【药物加减】失眠者，可加酸枣仁、夜交藤以安神助眠；纳食不佳者，可加山楂、神曲以助脾健运。

6. 瘀血内阻证

【临床表现】痛有定处，夜间加剧，爪甲青紫，皮肤甲错，皮下瘀斑，舌质紫或见瘀斑瘀点，脉涩。本证型在骨质疏松性骨折患者中最为常见。

【治法】活血化瘀，养骨止痛。

【代表方】桃红四物汤。

【常用药物】当归、熟地黄、赤芍、川芎、桃仁、红花、三七、骨碎补、地鳖虫、杜仲。

【药物加减】瘀血内阻日久见局部包块者，可加三棱、莪术破血化瘀；疼痛明显者，可加蜈蚣、穿山甲等虫类药搜风通络止痛；筋骨不荣者，可加续断、补骨脂接骨疗伤。

（二）常用中成药

1. 仙灵骨葆片

【药物组成】淫羊藿、续断、丹参、知母、补骨脂、地黄。

【功能主治】滋补肝肾、接骨续筋、强身健骨，用于治疗骨质疏松、骨折、骨关节炎、骨无菌性坏死等。

【用法用量】口服，一日2次，一次3片。

【禁忌】孕妇禁用。

2. 金乌骨通胶囊

【药物组成】金毛狗脊、乌梢蛇、葛根、淫羊藿、木瓜、威灵仙、补骨脂。

【功能主治】滋补肝肾、祛风除湿、活血通络，用于肝肾不足、风寒痹阻、骨质疏松、骨质增生引起的腰腿酸痛，肢体麻木等。

【用法用量】口服，一日3次，一次3粒。

【禁忌】孕妇禁用。

3. 骨舒康胶囊

【药物组成】大豆异黄酮、碳酸钙、维生素D、生地、茯苓、山药。

【功能主治】补肾益气、活血壮骨，主治肾虚兼气血不足所致的原发性骨质疏松。

【用法用量】口服，一日2次，一次4粒。

【禁忌】暂不明确。

4. 骨松宝胶囊

【药物组成】淫羊藿、续断、知母、地黄、三棱、莪术、川芎、赤芍、牡蛎。

【功能主治】补肾活血、强筋健骨。适用于骨质疏松、骨折、骨痛及预防骨质疏松。

【用法用量】口服，一日3次，一次2粒。

【禁忌】孕妇禁用。

5. 仙黄颗粒

【药物组成】熟地黄、山药、枸杞子、杜仲、菟丝子、仙茅、党参、黄芪、丹参、延胡索、牡蛎。

【功能主治】益气活血、滋补肝肾。用于绝经后骨质疏松肝肾不足证，证见全身或腰脊疼痛，筋脉拘挛，乏力头晕等。

【用法用量】温水冲服，一日2次，一次1袋。

【禁忌】暂不明确。

6. 复方补骨脂颗粒

【药物组成】补骨脂、锁阳、续断、狗脊、黄精、赤芍。

【功能主治】温肝补肾、强壮筋骨、活血止

痛，专用于骨质疏松属肾阳虚弱者。

【用法用量】开水冲服，一日 2 次，一次 1 袋（7 克）。

【禁忌】暂不明确。

7. 复方鹿茸健骨胶囊

【药物组成】鹿茸、制首乌、龟甲、杜仲、紫河车、当归、三七、水蛭、砂仁。

【功能主治】补肾壮骨、活血止痛。用于治疗骨质疏松，属肝肾不足者，症见腰背疼痛，腰膝酸软，足跟疼痛，头目眩晕，耳鸣、耳聋等。

【用法用量】口服，每日 3 次，每次 5 粒。

【禁忌】孕妇禁用。

（三）验方、便方

1. 大补阴丸

【组成】熟地黄、龟板、黄柏、知母、猪脊髓。

【功效】滋阴降火。

【主治】骨质疏松属阴虚火旺、虚火上炎者，证见腰膝酸痛、形体消瘦、潮热、盗汗、舌红少苔少津，脉象细或弦细。

2. 左归丸

【组成】熟地黄、山药、枸杞子、山茱萸、菟丝子、鹿角胶、龟板胶、蜂蜜。

【功效】滋补肾阴。

【主治】骨质疏松属肾阴不足者。证见腰膝酸痛、形体消瘦、五心烦热、皮肤干燥、舌红少苔，脉象细或弦细。

3. 虎潜丸

【组成】龟板、黄柏、知母、熟地黄、白芍、锁阳、陈皮、虎骨（可以狗骨代之）、干姜。

【功效】滋阴降火、强筋壮骨。

【主治】骨质疏松属肾精不足者。证见腰膝酸痛，筋骨痿软，小便清长，时有遗溺，性欲下降等。

4. 六味地黄丸

【组成】熟地黄、山药、山茱萸、茯苓、泽泻、丹皮。

【功效】滋补肝肾。

【主治】骨质疏松属肾阴不足者。证见腰膝酸痛、形体消瘦、五心烦热、皮肤干燥、舌红少苔，脉象细或弦细。

5. 独活寄生汤

【组成】独活、桑寄生、秦艽、防风、细辛、当归、川芎、熟地黄、白芍、桂枝、茯苓、杜仲、牛膝、党参、甘草。

【功效】补肾祛风，通络止痛。

【主治】骨质疏松属肝肾不足，风湿痹阻者。证见腰膝酸痛、胫骨疼痛、按之痛甚等，尤其适用于骨质疏松骨痛明显者。

6. 培元固本散

【组成】紫河车、鹿茸、红参、五灵脂、三七、琥珀。

【功效】补肾填精、培元固本。

【主治】骨质疏松属诸虚劳损者。证见精力减退、腰背酸软、性功能下降、筋骨疼痛、形寒肢冷等。

7. 青娥丸

【组成】杜仲、补骨脂、核桃仁、大蒜。

【功效】补肾强腰。

【主治】骨质疏松属肾虚者，尤其适用于肾阳不足者。证见：腰膝酸软而痛，畏寒肢冷，尤以下肢为甚，精神萎靡，面色㿠白或黧黑。肾阴亏虚者经配伍加减亦可应用，证见腰膝酸软，眩晕耳鸣，男子遗精，女子月经不调。

8. 强骨煎

【组成】补骨脂、骨碎补、杜仲、仙灵脾、甘草。

【功效】补肾强骨。

【主治】骨质疏松属肾虚者，尤其适用于肾阳不足者。证见：腰膝酸软而痛，畏寒肢冷，尤以下肢为甚，精神萎靡，面色㿠白或黧黑。肾阴亏虚者经配伍加减亦可应用，证见腰膝酸软，眩晕耳鸣，男子遗精，女子月经不调。

（四）针 灸 治 疗

针灸具有调节阴阳，补虚泻实、扶正祛邪等功能，可以帮助调整和改善脏腑功能的作用，现代研究表明针灸可以调整人体的激素分泌，平衡钙磷代谢，一定程度上的改善骨质疏松的程度。且针灸具有一定的止痛作用，对骨质疏松可以起到辅助治疗的效果。

中医认为肾主骨、藏精，骨的生长、发育、强弱与肾的关系最为密切，故针灸常以补肾穴位为主。但由于肾为先天之本，受之后天脾胃之充养，故补肾必须求脾，亦常常兼顾选用补脾的穴位。骨质疏松常伴有骨痛，部分患者还可能出现骨折，造成瘀血，局部经络气机不畅，故根据需要可辨证选用具有活血化瘀、止痛的穴位加减配穴。

最常选用的穴位包括：肾俞、太溪、关元、命门、绝骨、阳陵泉等。阳虚明显者可加灸关元、气海、命门；伴有脾虚症状者，加刺足三里、脾俞、太白等以补益后天；伴肝肾阴虚者，加肝俞、太冲等滋水涵木；既往曾有骨折或兼有瘀血阻络者，可加用血海、三阴交等以活血通络；局部骨痛者，可在疼痛部位选穴，对症治疗。

除针灸外，还可以配合拔罐、耳针、红外灸治疗仪等综合治疗，以起到缓解症状，加强疗效之目的。

三、骨质疏松性骨折的康复

严重骨质疏松可伴发自发性骨折。一旦出现自发性骨折时，康复治疗就显得尤为重要，以下简单说一说骨质疏松伴发骨折的康复治疗。

（一）急性期的康复

1. 注重卧床休息 新发骨折可出现明显疼痛，患者应当注重卧床休息，根据骨折的类型及采取的治疗骨折的方式，卧床休息的时间有所不同。如最常见的椎体压缩性骨折，一般以卧床休息1~2周为宜。

2. 肌力训练 急性期可从健侧开始，患侧随症状缓解后可逐渐加量。包括上肢肌肉等张运动训练、下肢肌肉等长运动训练、腰背肌肉等长收缩训练。

3. 温热疗法 多1周后开始，每次以半小时左右为宜，亦可使用具有活血化瘀的中药热敷。

4. 手法按摩 多于1周后开始，对缓解肌肉紧张、减轻疼痛有明显效果，但需注意不宜使用过强烈的按摩手法，以防加重损伤。

（二）慢性期的康复

功能锻炼是骨质疏松性骨折三大治疗原则之一，功能锻炼的及时与否，可直接影响到骨折的康复。骨质疏松性骨折患者在达到临床愈合以后，应当积极进行功能锻炼，使肌肉运动更加协调、灵活，并减少摔倒可能，从而减少再次骨折可能性。下面简单说说两种最常见的骨质疏松性骨折的康复训练方案：

1. 脊椎骨折的康复训练

（1）患者取坐位，髋、膝关节屈曲90°，双脚自然平踏于地面。双肘关节屈曲，轻握拳，躯干伸展，挺胸收腹，双肩关节尽力向后伸展，即做挺胸动作。

（2）患者取俯卧位，双上肢自然置于身体两侧，腹部垫一软枕。然后，做头和上半身向上抬的动作，以训练腰背肌。甚至可以在背部放置砂袋，以做腰背肌抗阻力练习。

（3）患者呈膝手卧位，双手支撑地面，一侧下肢完成膝关节屈曲、髋关节伸展动作，然后恢复原位。髋关节伸展时，膝关节应尽量屈曲，使身体重心向后移动。

（4）患者呈立位，一手扶椅子靠背，以维持身体平衡，下肢前后分开。为了避免腰部紧张，前方下肢膝关节呈屈曲位。另一手持哑铃等重物，使关节尽力伸展。或双手握哑铃，双侧上肢同时外展，上举过头，双手哑铃并拢，然后慢慢放下。哑铃重量以每手0.45~0.9千克为宜，一般每手不要超过2.25千克。若患者下肢疼痛或平衡功能障碍，可改坐位下进行。

（5）背部肌肉抗阻力练习可在头上方悬吊一根弹力带，双手上举握住弹力带的两端，用力向下牵拉，上肢完成内收动作，亦可将弹力带的中点踩在脚下，双手握住两端做上肢外展动作；还可将弹力带从身体后方通过，双侧上肢上举过头，以提高腰背肌肉力量。

2. 股骨颈骨折的康复训练

（1）第一阶段出院后至术后8周。继续在床上进行髋、膝关节屈伸练习及髋关节内收、外旋练习，注意屈髋角度逐渐增加，但应小于90°，保持术侧髋关节外展位。下床应先移至健侧床边，健腿先离床并使足部着地，患肢外展屈髋小于 45°，由他人协助抬起上身，使患腿离床并使足部着地，再扶住习步架站起；上床时按相反顺序进行，即患肢先上床。4 周后，根据功能恢复情况，亦可扶双拐下地练习步行，上楼时健侧先上，下楼时患侧先下。

（2）第二阶段术后 8 周至 3 个月。重点训练髋关节伸展、直腿抬高和单腿平衡练习。每日 10~15 次，每次 12 分钟，直至患肢能单腿站立。术后持续使用双拐 6 周，然后改用单拐 4 周。嘱患者活动量不能过大，坚持锻炼，方法正确，保持术侧髋关节外展位、屈髋小于 90°。

（3）第三阶段术后 3 个月以后。如无疼痛、跛行，可弃拐，但外出或长距离行走例外；可从事日常家务劳动。嘱患者做到"三不"和"四避免"：不过度负重，不做盘腿动作，不坐矮凳子；避免重体力活动和奔跑等髋关节大范围剧烈活动的项目；避免在髋关节内收、内旋位时从座位上站起；避免在双膝并拢双足分开的情况下身体向术侧倾斜取物、接电话等；避免在不平整或光滑的路面上行走。

（三）康复治疗的注意要点

康复训练中，不可避免的需要进行一些力量训练，患者朋友们应尽量避免训练损伤，以防原有的骨折加重，故凡是引起疼痛或使原有疼痛加重的动作均应慎重，甚至禁止。特别是椎体骨折的患者，应当佩戴矫形器，以矫正姿势，防止骨折，避免在康复治疗中再次受伤。

另外，也并非所有的患者均适合进行康复训练，一些严重心脏疾病如：不稳定型心绞痛、严重心律失常、严重高血压、或中重度贫血等医学中不适合进行康复训练的患者，则不应当进行康复训练。

患者朋友们应当在专门的康复训练师的指导下进行康复训练，不可蛮干、乱干，更不可"急功近利""急于求成"，应当循序渐进，科学的进行康复训练。以期对疾病的恢复产生最大的功效，又避免可能带来的二次伤害。

四、预　　防

骨质疏松最严重的后果是骨折，由此可带来寿命的缩短，生活质量的严重下降，为了避免这样的后果出现，我们认为对骨质疏松进行预防是十分重要的。

想要做到减少骨质疏松的发生，就要做到以下几个方面：一是力争提高峰值骨量，这是预防骨质疏松发生的根本；二是防止或减缓骨量的丢失速度，这是预防骨质疏松发生的核心；三是若是已经发生了骨质疏松就要力争防止跌倒，将骨质疏松的危害降低到最低。

（一）获得最佳峰骨量

儿童期和青春期是骨骼发育的关键时期。20岁之前可以获得90%以上的峰值骨量，且骨量的积累直到30岁才完成。所以在儿童和青春期完成良好的骨量积累，获得最佳的骨量峰值是尤其重要的，也是骨骼健康的重要决定因素，较高的峰骨量可提高机体日后对骨量丢失的耐受性，延缓老年期因骨量丢失造成的骨折危险。

那么我们该如何做到理想的骨量积累，获得最佳的骨峰值呢？

1. 充足营养　巧妇难为无米之炊，充足的营养元素摄入对预防骨质疏松极为重要，尤其是钙和维生素 D 的摄入。美国国家医学会推荐 3~8 岁的儿童每日摄入 800mg 的钙元素（约相当于 2g 碳酸钙），9~17 岁青少年需要每日摄入 1300mg 钙元素（约相当于 3.25g 碳酸钙），中老年人的钙摄入量也应该维持在 1000~1500mg 左右（约相当于 2.5g~3.75g 碳酸钙），终身足够的钙质摄入，是保证骨量，预防骨质疏松的重要方法。但目前我国大部分人群的钙质摄入还达不到这个水准，这可能与我国的饮食结构，生活条件相关。因此，首先我们应当通过饮食结构的调整，来进行钙质的补充，天然食品中，牛奶及奶制品的含钙量高，最容易被人体吸收，被认为是最佳的钙源。但有些人不能耐受奶制品，亦可选用豆制品、某些蔬菜和海产品来增加钙质的补充。

若日常饮食不能提供足够的钙质，那么亦可选择加用钙质补充剂来提供所需的钙质，如碳酸钙片或碳酸钙与维生素 D 的复方制剂等等。

由于维生素 D 在保证钙质的吸收利用方面有很大的作用，因此除了增加钙质的摄入外，还需要增加维生素 D 的摄入，维生素 D 可通过自我合成和饮食摄入两个方面获得。饮食方面，成年人每日维生素 D 的摄入量推荐为 400~600U。常见的高维生素 D 含量食品有：海鱼、乳制品、蛋黄、瘦肉等，而植物性食物中则几乎不含维生素 D，若饮食不能满足充足的维生素 D 摄入，则可通过额外的补充剂来获得；另外一方面，维生素 D 也可以自我合成，但必须依赖紫外光的照射，这当然不是要人群去紫外灯下进行照射，而是要求有充足的阳光照射时间，所以保证必要的室外活动，对预防骨质疏松亦是十分必要的。

2. 积极运动　上文已经说过，充足的日光照射可以增加维生素 D 的合成，从而达到预防骨质疏松的目的。实际上，积极的运动对于预防骨质疏松来说，好处远不止于此。年轻人进行的抗阻性运动和高冲击运动对提高峰值骨量均有显著作用，老年人在足够的钙和维生素 D 摄入的前提下进行锻炼可明显增加肌肉体积和力量，可能会在某种程度上减缓骨量丢失。老年人进行锻炼也能改善机体功能状态和独立生活能力，从而提高生活质量。

3. 健康身材　很多女性都喜欢苗条，热爱"骨感美"，永远都觉得自己太胖。虽然"爱美之心人皆有之"无可非议，但实际上，低体重指数（BMI<18.5）是发生发展成为骨质疏松的一个危险因素。因此，为了你的健康，还是不要过分的追求苗条和骨感，健康的身材最美也最可爱！

4. 远离危险因素　吸烟、过度饮酒等不良生活习惯均是导致骨质疏松的危险因素。无论是对峰值骨量的形成，还是对骨量丢失的程度都有严重的影响。因此在生活中，我们需要远离这些危险因素，戒烟、少饮酒、少喝咖啡，力争把骨质疏松发生的风险降低到最低。

（二）防止骨量快速丢失

围绝经期和绝经前后10年的妇女是发生骨质疏松的高危人群，这段时间的女性常处于骨量快速丢失的阶段，需要定期进行骨密度的检测，一旦发现有骨量降低的趋势，应当注意加强补充钙和维生素D及正规的抗骨松治疗，若无相关禁忌还可考虑使用雌激素的替代治疗，同时还应当加强负重锻炼等等。部分中药具有一定的雌激素类似作用，亦可尝试用于该时期女性骨质疏松的预防。

绝经10年后的女性及中老年男性，骨量减低速度较绝经期前后的妇女相比，更为缓慢，但骨量亦在缓缓下降，此期骨质疏松的预防主要是功能锻炼、钙质和维生素D的补充，但对于已经形成的骨质疏松还应当正规应用抗骨松药物（如双膦酸盐、锶盐等等）。

（三）避免跌倒

骨质疏松所带来的最严重的后果就是骨折，虽然有时候骨质疏松引起的骨折是自发性的，但避免跌倒十分重要。那么怎么避免跌倒呢？

首先我们应该对老年人某些不正确的行走姿势、坐姿、睡姿等加以纠正，避免危险的发生。

其次，生活环境中某些障碍物是造成老年人跌倒的常见原因，如不适合的垫子或地毯、磨损的楼梯、乱扔的果皮、溜滑的地面、昏暗的灯光，以及场地拥挤和交通事故等，老年朋友们时刻注意这些危险因素的存在，避免摔倒，必要时可采用髋部保护器等措施，以保护骨骼免受外力的冲击。

第四章
药食宜忌速查

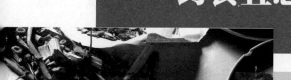

一、中西药物相互作用

骨质疏松是以骨量减少为主的一种代谢性骨病。随着当今社会人口的老龄化，其发病率逐渐增高，防治骨质疏松已成为重要的医学研究课题。目前西医治疗骨质疏松多应用钙剂、维生素D、降钙素、双膦酸盐类等，中医认为肾虚是骨质疏松的主要原因，近年来，根据"肾主骨"的理论，应用补肾中药治疗骨质疏松取得了较好的疗效，展示了美好的前景。但在中西医结合治疗的同时需注意中西药的相互作用，补肾中药中含鞣质的中药（如狗脊）与钙剂同服，可结合生成鞣酸盐沉淀物，不易被吸收。

二、药 物 禁 忌

（一）忌滥用钙剂

钙是保持骨骼强壮的关键物质，但并非唯一所需，防治骨质疏松的原则和目的是增加骨骼中骨基质和骨矿物质的含量，防止骨质的分解，促进其合成，缓解或减轻因骨质疏松引起的疼痛及不适感。

针对骨质疏松者骨钙丢失的情况，患者可选择对胃肠道刺激小的钙制剂，在医生指导下，按照不同年龄选择合适的剂量，以弥补丢失的钙，但绝不是补得越多越好。最好每晚睡觉前服用1次钙剂，以抵消夜间的低血钙，防止因低血钙刺激甲状旁腺素的过度分泌，造成骨骼分解和骨吸收过程的加快。

（二）忌滥用雌激素

用雌激素治疗骨质疏松有一定风险，会导致女性患癌。目前医学界已达成共识，对同时伴有更年期症状的骨质疏松患者，可在医生指导下用雌激素替代疗法进行合理治疗，半年内查一次子宫、乳腺和卵巢，以了解有无病变。雌激素的使用原则是低剂量、短期，主要目的为改善更年期症状，且在治疗过程中应定期随访。假如该骨质疏松患者无更年期症状，那就不主张补充雌激素。

（三）双膦酸盐类药物

使用须注意该类药物主要用于防治以破骨细胞活动增强、骨吸收为主的各种代谢性骨病，以及高转化型（以骨吸收为主）骨质疏松的治疗。双膦酸盐不能与任何食物一同服用，因为人体对双膦酸盐的吸收率比较低，服药的同时如果摄入其他食物，将会使药效下降，最后的结果是药吃了不少，却没有起到治疗作用。正确的服用方法应是早饭前半小时，也就是早上一起床就用200~300毫升清水送服药物。早晨是人体空腹时间最长的一个阶段，这时用药可最大限度减少残余食物对药物吸收的干扰，发挥最佳药效。另外，双膦酸盐很容易对食道黏膜造成伤害，吃完药后应保持半小时直立体位，尽量不要平躺，可以站着或多走动，目的是减少药物对食道伤害的几率，减少对食道刺激。此外，服药的病人如果要接受植牙、拔牙等牙科手术，建议咨询治疗骨质疏松的主治医师，考虑在手术之前3个月到手术之后3个月期间，暂时停止服药，以降低腭骨坏死的风险。

（四）忌滥用降钙素

该类药止痛效果较佳，主要作用机制是抑制骨的吸收，减轻骨的丢失。它是目前使用比较广泛的一类药。但是单用降钙素，而不进行综合治疗，不仅花费高，还常达不到理想效果，建议在医生指导下用药，遵守定期使用，联合治疗的原则。

（五）慎 用 药 物

以下药物均有可能导致骨质疏松的发生，须在医生指导下酌情使用，尽量不使用或减少药量：

1. 抗凝血药　肝素等抗凝血药，可促使骨骼中胶原溶解，抑制体内特种蛋白酶，导致骨质疏松。

2. 甲状腺激素　体内甲状腺激素过量会使体内钙磷比例失调，出现负钙平衡，引起骨骼脱钙，增加骨吸收，造成骨质疏松。

3. 糖皮质激素　强的松、地塞米松、可的松等，会使成骨细胞减少，骨生成速度减慢。激素还能阻碍骨原细胞向成骨细胞转化，减少胃肠道对钙质吸收。

4. 抗癫痫药　苯妥英钠、苯巴比妥等药物，可影响胃肠道对钙质吸收，促使维生素降解，易引起低钙血症，进而引发骨质疏松和自发性骨折。

三、饮 食 宜 忌

（一）适宜食物（表 4-1）

虾皮、鸡蛋、奶制品、海藻、豆类食物，以及新鲜绿叶菜、花菜、动物肝脏、海带、虾米、牛奶、豆浆、芝麻等。

1. 海带　该品含藻胶酸、昆布素，半乳聚糖等多糖类，海带氨酸、谷氨酸、天门冬氨酸，脯氨酸等氨基酸，维生素 B_1、B_2、C、P 及胡萝卜素，碘、钾、钙等无机盐。另外海带氨酸及钾盐有降压作用，藻胶酸和海带氨酸有降血清胆固醇的作用，昆布多糖能防治高血糖。

（1）豆腐海带汤：豆腐营养丰富，含皂角苷成分，能抑制脂肪的吸收，促进脂肪分解，阻止动脉硬化的过氧化质产生。但是，皂角苷会造成机体碘的缺乏，而海带中富含人体必需的碘（每 100 克海带含碘 0.24 克）。由于海带含碘多，也可诱发甲状腺肿大，二者同食，让豆腐中的皂角苷多排泄一点，可使体内碘元素处于平衡状态。

（2）海带萝卜汤：海带含有大量的不饱和脂肪酸和食物纤维，能清除附着在血管壁上的胆固醇，调顺肠胃，促进胆固醇的排泄，其所含的丰富的钙元素可降低人体对胆固醇的吸收，降低血压。这三种物质协同作用，其降脂的作用较为显著；白萝卜是低能量的食品，含有较多的膳食纤维、碳水化合物，还含有维生素 C、维生素 E 和钙、锌等营养素，这些都有利于控制体重、增强机体的抗病能力。

2. 鱼松　是用鱼类肌肉制成的金黄色绒毛状调味干制品，其含有人体所需的多种必需氨基酸和

维生素 B_1、维生素 B_2、烟酸以及钙、磷、铁等无机盐，可溶性蛋白多，脂肪熔点低。鱼松制品易被人体消化吸收，对儿童和病人的营养摄取很有帮助。

鱼松炒芋头：芋头 300 克、鱼松 100 克、西芹段 20 克、蒜头（去衣拍碎）15 克、姜片 15 克，米酒、鱼汤、草菇少许。芋头去皮洗净，切块飞水备用；鱼松以平底锅两面煎香至金黄，切片备用；锅热下油，爆香蒜头和姜片，撒入少许米酒，加入适量鱼汤和草菇滚开，然后加入芋头和鱼松、西芹，调味后中火煮至材料熟透即成。芋头既可作为蔬菜，亦可作为主食，它含有大量的淀粉、矿物质和维生素，其中淀粉的消化率可达 98.8%，作为一种碱性食品，它能够调节人体的酸碱平衡。

3. 虾米　又名海米、金钩、开洋。是用鹰爪虾、脊尾白虾、羊毛虾和周氏新对虾等加工的熟干品。虾米是著名的海味品，有较高的营养价值。虾米之称始见于唐代颜师古注《急就篇》的注文。宋代临安市食有"姜虾米"，见于《武林旧事》。明代《本草纲目》指出："凡虾之大者蒸曝去壳，谓之虾米，食之姜醋，馔品所珍。"虾营养丰富，蛋白质含量是鱼、蛋、奶的几倍到几十倍；还含有丰富的钾、碘、镁、磷等矿物质及维生素 A、氨茶碱等成分，且其肉质松软，易消化，对身体虚弱以及病后需要调养的人是极好的食物；老年人常食虾皮，可预防自身因缺钙所致的骨质疏松。

（1）虾米炒芥菜：虾中含有丰富的镁，镁对心脏活动具有重要的调节作用，能很好地保护心血管系统，它可减少血液中胆固醇含量，防止动脉硬化，同时还能扩张冠状动脉，有利于预防高血压及心肌梗死；老年人常食虾皮，可预防自身因缺钙所致的骨质疏松，老年人的饭菜里放一些虾皮，对提高食欲和增强体质都很有好处。芥菜中含有胡萝卜素和大量食用纤维素，故有明目与宽肠通便的作用，可作为眼科患者的食疗佳品，还可防治便秘，尤宜于老年人及习惯性便秘者食用。

（2）虾皮鸡蛋羹：虾皮鸡蛋羹壮筋骨，补充钙、磷及维生素 D 的，增强老年人对钙、磷等常量元素的吸收，预防骨质疏松的发生。一个鸡蛋重约 50 克，含蛋白质 7 克。鸡蛋蛋白质的氨基酸比例很适合人体生理需要、易为机体吸收，利用率高达 98% 以上。蛋黄中含有丰富的卵磷脂、固醇类、蛋黄素以及钙、磷、铁、维生素 A、维生素 D 及 B 族维生素，这些成分对增进神经系统的功能大有裨益，对老年痴呆症有预防作用。每人每周以吃 3~5 个鸡蛋为宜，这样既有利于消化吸收，又能满足机体的需要。

4. 银鱼 银鱼的营养价值很高。营养学家普遍承认它是"长寿食品"，是"水中的软白金"。以太湖银鱼为代表，其含钙量高达 761 毫克，为群鱼之冠。平均每 100 克含蛋白质 8.2 克，脂肪 0.3克，碳水化合物 1.4 克，灰分 1.0 克，钙 258 毫克，磷 102 毫克，铁 0.5 毫克，硫胺素 0.01 毫克，核黄素 0.05 毫克，烟酸 0.2 毫克。晒干后的银鱼叫燕干。每百克燕干含蛋白质 72 克，脂肪 13 克，热量1709 千焦，钙 761 毫克，磷 1000 多毫克。《医林纂要》提到说其能"补肺清金，滋阴，补虚劳。"

银鱼炖蛋：银鱼属一种高蛋白低脂肪食品，对高脂血症患者食之亦宜。中医认为：其味甘性平，善补脾胃，且可宜肺、利水，可治脾胃虚弱、肺虚咳嗽、虚劳诸疾。银鱼炒蛋不但富含蛋白质，尤其是必需氨基酸，营养价值很高，而且能滋阴润燥、养血安胎，是一道很好的保健菜肴，同时也有益于老年人的神经系统和骨骼系统。

5. 芝麻 在中国古代，芝麻历来被视为延年益寿食品，宋代大诗人苏东坡也认为，芝麻能强身体，抗衰老，以酒蒸胡麻，同去皮茯苓，少入白蜜为面食，日久气力不衰，百病自去，此乃长生要诀。古代养生学家陶弘景曾说：八谷之中，惟此为良，仙家作饭饵之，断谷长生。《神农本草经》说，芝麻主治"伤中虚羸，补五内、益气力、长肌肉、填精益髓"。现代研究发现芝麻含有大量的脂肪和蛋白质，还有膳食纤维、维生素 B_1、维生素 B_2、烟酸、维生素 E、卵磷脂、钙、铁、镁等营养成分。但因为芝麻仁外面有一层稍硬的膜，只有把它碾碎，其中的营养素才能被吸收。所以，整粒的芝麻炒熟后，最好用食品加工机搅碎或用小石磨碾碎了再吃。

山药芝麻糊：先将粳米淘洗干净，沥干水分后，用文火炒香，加牛奶、清水适量，与黑芝麻、山药拌匀后用小石磨磨细，滤出细浆待用。另将冰糖放入锅内，加水煮至溶化，然后加入磨好的细浆和玫瑰糖，搅拌煮沸成糊即可，可补脾益肾，健脑增智。山药健脾益胃、助消化，其含有淀粉酶、多酚氧化酶等物质，有利于脾胃消化吸收功能，是一味平补脾胃的药食两用之品。不论脾阳亏或胃阴虚，皆可食用。

6. 荠菜 是一种人们喜爱的可食用野菜，遍布全世界，其营养价值很高，食用方法多种多样。荠菜嫩时可食用，用此菜同猪肉或鸡蛋一起包饺子，其味道鲜美；也可用猪油清炒，或是开水烫过凉拌，尤宜下火锅烫食。荠菜软糯，油而不腻，汤味清香，开胃提神，当然，做成一道蛋花荠菜汤，既美味清淡，又爽口养胃。荠菜既是一种美味野菜，又具有较高的医用价值。荠菜每百克含水分85.1克，蛋白质5.3克，脂肪0.4克，碳水化合物6克，钙420毫克，磷73毫克，铁6.3毫克，胡萝卜素3.2毫克，维生素B10.14毫克，烟酸0.7毫克，维生素C55毫克，还含有黄酮甙、胆碱、乙酰胆碱等。荠菜含丰富的维生素C和胡萝卜素，有助于增强机体免疫功能，还能降低血压、健胃消食，治疗胃痉挛、胃溃疡、痢疾、肠炎等病。

荠菜饺子：饺子相传是中国东汉医圣张仲景首先发明的。蛋类和蔬菜为主要原料的素馅较为健康，其中油脂来自于植物油，蔬菜的比例也比较大。由于蛋类含磷较多，这类馅料应当配合富含钙、钾和镁的绿叶蔬菜，以及虾皮、海藻等原料，不仅味道鲜美，营养价值也很丰富。荠菜不仅味美，营养也极丰富，多吃可柔肝养肺，常食可提高人体免疫力。然而因为荠菜中含有草酸，所以吃的时候用热水焯除对身体会比较有益。

7. 银耳　银耳味甘、淡、性平、无毒，既有补脾开胃的功效，又有益气清肠、滋阴润肺的作用；且能增强人体免疫功能。银耳中含有蛋白质、脂肪和多种氨基酸、矿物质及肝糖。银耳的蛋白质中含有 17 种氨基酸，人体所必需的氨基酸中 3/4 银耳都能提供。银耳还含有多种矿物质，如钙、磷、铁、钾、钠、镁、硫等，其中钙、铁的含量很高，在每百克银耳中，含钙 643 毫克，铁 30.4 毫克。此外，银耳中还含有海藻糖、多缩戊糖、甘露糖醇等，营养价值很高，具有扶正强壮的作用，是一种高级滋养补品。

银耳莲子羹：银耳性平、味甘淡，有滋阴、润肺、养胃、生津、益气、补脑、强心之功效。不但适宜于一切妇孺、病后体虚者，且对女性具有很好的嫩肤美容功效。莲子性平、味甘涩，有益心、补肾、止泻、固精、安神之效。大枣性温、味甘，其维生素含量为水果之冠。每百克鲜枣维生素 C 含量为柑橘的 8~17 倍，苹果的 50 倍，香蕉的 50~100 倍，堪称活维生素丸，有益气补血、健脾和胃、补血脏、治虚损以及抗癌防癌之功效。银耳莲子羹有较强的滋补健身功能，是传统的保健食品。

8. 黄豆　又被称作大豆，营养价值极高，富含蛋白质及矿物元素铁、镁、钼、锰、铜、锌、硒等，以及人体 8 种必需氨基酸和天门冬氨酸、卵磷脂、可溶性纤维、谷氨酸和微量胆碱等营养物质。黄豆比其他豆类含有更丰富的营养物质、蛋白质和热量。常食黄豆，可以使皮肤细嫩、白皙、润泽，有效防止雀斑和皱纹的出现，其中丰富的钙质更能强健骨骼。黄豆可以鲜吃，也可以对其进行干燥处理或提炼出豆奶，且黄豆极适宜炖菜。鲜黄豆含有非营养物质，像胰岛素和植酸钙镁，这些物质只有在烹制和发酵时才能中和，所以正确烹制黄豆很重要。中国古人以转换形式，如酱油、豆奶、豆干和豆腐等，把黄豆变成中国人食谱上常见又营养丰富的美食。

（1）香菇豆腐汤：香菇素有"山珍之王"之称，是高蛋白、低脂肪的营养保健食品。中国历代医学家对香菇均有著名论述。香菇多糖（β-1，3葡聚糖）能增强细胞免疫能力，从而抑制癌细胞的生长；香菇含有六大酶类的40多种酶，可以纠正人体酶缺乏症；香菇中的脂肪所含脂肪酸，对人体降低血脂有益，与豆腐同食，可增强人体免疫力，强身健体。

（2）豆腐皮包子：豆腐皮，一名豆腐衣。清代以豆腐皮做包子，有数种做法。其一，腐皮包裹馅心，如纸包之，四折成方包，以蛋清糊其封口，上笼蒸之；其二，用腐皮裁为小片，包馅成兜子，以麻线收口，蒸熟成型，再去麻线；亦有以豆腐切碎，拌调味品为馅，包面以蒸熟。豆腐皮包子清代亦为贡品，清宫御膳档案中有此物。儿童食用能提高免疫能力，促进身体和智力的发展。老年人长期食用可延年益寿；特别对孕妇产后期间食用既能快速恢复身体健康，又能增加奶水。豆腐皮还有易消化、吸收快的优点，是一种妇、幼、老、弱皆宜的食用佳品。

9. 紫菜　紫菜中富含胆碱和钙、铁，能增强记忆，治疗妇女贫血、促进骨骼、牙齿的生长有保健功效；含有一定量的甘露醇，可作为治疗水肿的辅助食品。其中含的多糖具有明显增强细胞免疫和体液免疫的功能，可促进淋巴细胞转化，提高机体的免疫力；同时可显著降低血清胆固醇的总含量，紫菜食用方便，价格低廉，适合老年人日常食用。需要注意的是紫菜性寒，故平时脾胃虚寒，腹痛便溏之人忌食；身体虚弱的人，食用时最好加些肉类来减低寒性，每次不能食用太多，以免引起腹胀、腹痛。

（1）紫菜蛋汤：紫菜蛋花汤属于一款速食汤，其主料紫菜和鸡蛋的营养价值都比较高，因其制作简单方便，营养丰富而广受喜爱，非常适合老年人食用。甲状腺肿大、水肿、慢性支气管炎、咳嗽、瘿瘤、淋病、脚气、高血压、肺病初期、心血管病和各类肿块、增生的患者更宜食用。然紫菜性寒，胃肠消化功能不好的人应少量食用。

（2）紫菜包饭：紫菜包饭是一道十分常见的韩式料理，与日本料理中的寿司十分相似。常见的做法是用紫菜将煮熟的米饭与蔬菜、肉类等包卷起来。鸡蛋、香肠、黄瓜、萝卜、豆腐、芝麻也可搭配，这些东西看起来都没什么关系，可是搭配起来就会特别的好吃，而且营养丰富。

10. 酸枣干　别名枣仁、山枣、酸枣仁。酸枣核始载于《神农本草经》，列为上品。酸枣干中含多量脂肪油和蛋白质，并含甾醇、三萜类、酸枣仁皂甙、多量维生素 C、钙等。有镇静、催眠、镇痛、抗惊厥作用，老人食用既可以宁心安神，降压养心，同时可以补充钙质，强健骨质。

11. 全脂奶粉　该品用纯乳生产，基本保持了乳中的原有营养成分。生产 1 千克全脂奶粉约需 8~9 千克牛奶，食用时每份奶粉需 8 倍的温开水冲调，全脂奶粉的脂肪比低脂和脱脂高。全脂奶粉的营养成分每百克含量为蛋白质 25.5%，脂肪 26.5%，碳水化合物 37.3%，每百克含钙 979 毫克，磷 685 毫克，铁 1.9 毫克，核黄素 0.8 毫克，烟酸 0.6 毫克。脱脂奶粉的营养成分含量为蛋白质 36%，脂肪 1%，碳水化合物 52%，每百克含钙 1300 毫克，磷 1030 毫克，铁 0.6 毫克，维生素 A（国际单位）40，硫胺素 0.35 毫克，核黄素 1.96 毫克，烟酸 1.1

毫克，抗坏血酸微量。

12. 坚果 日常生活中，骨质疏松患者可以适当吃一些坚果之类的，坚果和果仁可以从多方面促进骨骼健康。杏仁、开心果和葵花籽都属于高钙食物，花生、杏仁中含有钾，有利于减少尿液中钙的流失。另外，坚果中含有的蛋白质和其他营养物质也对建立强壮的骨骼有益。

表 4-1 含钙的常见食品（毫克/100 克）

食品名称	含钙量	食品名称	含钙量	食品名称	含钙量
鱼松	3970	雪里蕻	253	鸡蛋黄	134
海带	1177	黑豆	250	咸带鱼	132
全脂奶粉	1030	南豆腐	240	豆豉	130
虾米	882	青大豆	240	河蟹	129
芝麻酱	870	炒西瓜子	237	柑橘	129
银鱼干	761	炒南瓜子	235	甘薯干	128
芝麻	564	橄榄	204	牛奶	120
黄豆粉	437	苋菜	180	豆腐干	117
荠菜	420	香菜	170	白扁豆	110
银耳	380	金针菜	168	核桃仁	108
黄豆	376	小白菜	163	鲜毛豆	100
黑木耳	357	芹菜	160	鱿鱼干	100

续表

食品名称	含钙量	食品名称	含钙量	食品名称	含钙量
紫菜	343	太古菜	160	维菜	100
牛奶巧克力	323	油豆腐	156	香椿	100
甜炼乳	290	茴香	150	红豆	100
豆腐丝	284	鱼翅	146	马铃薯	99
腐竹	280	海蜇	141	蚕豆	93
北豆腐	277	羊奶	140	豌豆	64
酸枣干	270	玉兰片	140	大白菜	61
银鱼	258	杏仁	140	油菜	140

（二）忌食食物

忌饮或少饮碳酸饮料，禁吸烟饮酒，禁喝浓茶。

（三）饮食误区

1. 补品滥用　急于进补很多老人都认为喝骨头汤就能补钙，但事实并非如此。骨头中的钙能溶解在汤里的量很低，用1公斤肉骨头煮汤两小时，汤中的含钙量仅20毫克左右，因此，用肉骨头汤补钙远远不能满足需要。按成人每日需要800毫克钙计算，估计需要300~400碗骨头汤才可以满足人体钙的需要，而且骨头汤里大量的脂肪会对老年人的身体健康造成其他危害，如糖尿病、心血管疾病等。所以，应注意饮食多样化，少油、不宜多吃高蛋白质的食物。

2. 用炒、烙、煎、炸等烹调方法制作食物 经过炒、烙、煎、炸过的食物，火气重而难以消化，应尽量采用蒸、煮、烩等制作方法。

3. 口味过重 不能吃得过咸，吃盐过多，也会增加钙的流失，会使骨质疏松症状加重。在实验中发现，每日摄取盐量为 0.5 克，尿中钙量不变；若摄取盐量增加为 5 克，则尿中钙量显著增加。

不能多吃糖，多吃糖能影响钙质的吸收，间接地导致骨质疏松。

不能过多摄入蛋白质，要注意适量摄入蛋白质，但不能过多。摄入蛋白质，过多会造成钙的流失。根据实验发现，妇女每日摄取 65 克蛋白质，若增加 50%，也就是每日摄取 98 克蛋白质，则每日增加 26 克钙的流失。

不宜喝咖啡，嗜好喝咖啡者较不喝者易致钙的流失。实验发现，一组停经妇女患有骨质疏松的患者中，有 31% 的人每天喝 4 杯以上的咖啡；而另一组骨质正常者中只有 19% 的人每天喝 4 杯以上的咖啡。

　　不能长期饮浓茶，茶叶内的咖啡因可明显遏制钙在消化道中的吸收和促进尿钙排泄，造成骨钙流失，日久诱发骨质疏松。

第五章
医患互动空间

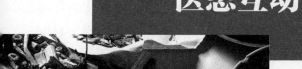

一、专家答疑

1. 什么是骨质疏松？

简单来说骨质疏松是一种全身代谢性骨病，主要与绝经后雌激素水平的下降、老龄化后钙质的丢失相关。骨质疏松由多种因素所致，它的基本原理就是人体内的钙磷代谢不平衡，使骨密度逐渐减少而引起的临床症状。

2. 骨质疏松有哪些表现？

（1）周身游走性疼痛：原发性骨质疏松最常见的症状，以腰背痛多见，占疼痛患者中的70%~80%。疼痛沿脊柱向两侧扩散，仰卧或坐位时疼痛减轻，直立时后伸或久立、久坐时疼痛加剧，日间疼痛轻，夜间和清晨醒来时加重，弯腰、肌肉运动、咳嗽、大便用力时加重。

（2）身高缩短、驼背：人体的脊椎多由松质骨组成，而且此部位是身体的支柱，负重量大，尤其第11、12胸椎及第3腰椎，负荷量更大，容易压缩变形，使脊椎前倾，背曲加剧，形成驼背，随着年龄增长，骨质疏松加重，驼背曲度加大，致使膝关节挛拘显著。

3. 骨质疏松患者有哪些并发症？

骨折是骨质疏松最常见和最严重的并发症。如有胸、腰椎压缩性骨折，脊椎后弯，胸廓畸形等情况时，患者往往可出现胸闷、气短、呼吸困难等症状。

4. 哪些是骨质疏松的易发人群？

一般来说，老年人，特别是绝经后（雌激素水平较低）的妇女比较容易得骨质疏松，所以骨质疏松已经成为老年人的常见病。调查发现，我国骨质疏松总患病率为16.1%。原发性骨质疏松总患病率为12.4%（其中80%是女性），另外，一些由其他疾病引起的继发性骨质疏松也比较常见：如甲亢性骨质疏松、糖尿病性骨质疏松等。值得一提的是，遗传性骨质疏松在临床上也是比较多见；其他原因有高蛋白（肉类、豆类）、高磷饮食、缺乏运动或长期卧床的人、抽烟、酗酒者、每日服用类固醇药物大于7.5毫克，服用时间超过一年者、瘦小的人（身体质量数小于19）均是容易得骨质疏松的人群。

5. 骨质疏松要检查些什么？

目前比较流行的检测骨质疏松的方法就是骨影像学检查和骨密度检测，骨密度检测是骨折最好的预测指标，能反应骨质的真实含量，主要测量部位为腰椎、髋关节及全身骨量。这种测量方法很安全，扫描时间短，辐射量很小，可测试全身和任意骨及骨折发生部位的骨量。而较严重的骨质疏松时，也能通过 X 片显示出来；另外，通过一些实验室的检查如：血钙、磷和碱性磷酸酶、血甲状旁腺激素等也能反映出血钙水平。

6. 平时要吃什么，注意什么呢？

（1）多吃能补充钙质的食物，如牛奶、乳酪、豆类及豆制品（豆腐、豆腐干、百叶等）中钙含量最为丰富；虾皮、骨头、淡菜、海带、紫菜、蛋黄、黑木耳、金针菜、香菇、花椰菜、苋菜、杏仁、核桃、莲子、葡萄干、红枣、山楂、瓜子等钙的含量也较多。另外，在烹饪含钙食物时，适当放点醋，有助钙质溶解，利于人体的吸收。

（2）晒黄昏太阳，吸收维生素 D。

（3）做些运动，例如太极拳、散步之类。但要注意的是，如果已经患有严重骨质疏松的患者尽量避免负重，以免发生骨折。

7. 生活中的哪些行为容易诱发骨质疏松？

现在的都市人生活压力非常大，喜欢通过喝提神的饮料或抽烟等来提高自己的精神集中力，值得一提的是饮咖啡、浓茶、嗜烟、嗜酒等这些不良习惯都会影响肠道对维生素 D 和钙的吸收，烟草中的成分还会使雌激素减少，易造成女性早绝经。

现在的年轻人喜欢喝碳酸饮料，喝得越多，越容易患骨质疏松。可乐中含有磷酸，不仅会降低人体对钙的吸收，还会加快钙的流失。尤其是对于一些女性朋友。女人一生中要经历月经、生育、哺乳等，在患骨质疏松患病的几率上，要远大于男性。

8. 体重对骨质疏松有何影响？

"又瘦又小"的人比较容易得骨质疏松。现在很多女性朋友都减肥，其实人体有适当的脂肪，雌激素也会相对较多，从而增加肠道对钙的吸收，促进骨的形成，防止骨质疏松。不少都市现代女性过度追求苗条，在减去脂肪的同时也减掉了骨量，年纪轻轻就发现有骨质疏松的症状，因此，要保持适当的体重。

9. 什么情况下需要进行骨密度检测？

骨质疏松 1 分钟危险因素测试：

①您父母有没有轻微碰撞或跌倒就发生髋骨骨折的状况？

②您是否曾经因为轻微碰撞或跌倒就伤到自己的骨骼？

③您是否连续 3 个月以上服用"可的松、强的松"等激素类药品？

④您身高是否降低了 3 厘米（或超过 1 英寸）？

⑤您经常过度饮酒（白酒 100g）吗？

⑥您每天吸烟超过 20 支吗?

⑦您经常患由于腹腔疾病或者肠炎而引起的痢疾腹泻吗?

⑧女士回答:

您是否在 45 岁之前就绝经了?

您曾经有过连续 12 个月以上没有月经(除妊娠期间)?

⑨男士回答:您是否患有阳痿或者缺乏性欲这些症状?

以上 1 题回答结果为"是"即为阳性,结果阳性应进一步行 DAX 检查。

10. 国际骨质疏松日是什么时候?

随着人们对骨质疏松重视程度的增加,世界骨质疏松日的影响力日益扩大。1998 年世界卫生组织(WHO)开始参与并作为联合主办人,担当了非常重要的角色,并将世界骨质疏松日改名国际骨质疏松日(International Osteoporosis Day),定为每年 10 月 20 日。现在世界上已有 100 多个会员国家及组织均开展了这一活动,世界卫生组织和国际骨质疏松基金会还出版发行快讯,不定期刊登各成员国骨质疏松组织开展骨质疏松日活动的情况和经验,互相进行交流,使国际骨质疏松日这一天的活动成为了世界上举足轻重的全球盛会。

11. 人防治骨质疏松的黄金年龄在什么时候?

骨质疏松是一种自然的现象,在年轻时增加骨量储备,阻止钙质流失,年纪大时骨质疏松的程度可大大减轻。健康人在 20~30 岁时,身体达到骨量贮存的峰值,体内的骨钙存量最大,这个时期要关注饮食、锻炼,使骨骼健壮。

12. 防止骨质疏松是不是只要补钙就可以?

有人认为,骨质疏松只要进行补钙就可以了,这是不对的。骨质疏松可能与自己身体维生素 D 缺乏有关的,因为维生素 D 缺乏就很难让钙吸收,所以应该多补充维生素 D 而不是光补钙,老年人应该多吃些含有维生素 D 的鱼类、水果,或者服用维生素 D 药剂来帮助钙吸收,这样才可以防止骨质疏松。

13. 补钙就等于治疗骨质疏松吗?

钙的摄入可以减缓骨量流失,改善骨矿化,但用于治疗骨质疏松时,应与其他药物联合使用,目前并没有充分的证据表明单纯补钙可以替代其他抗骨质疏松药物治疗。因此,治疗不是单纯补钙,而是提高骨密度、增强骨强度和预防骨折的综合治疗。患者应到正规医院的骨质疏松中心规范治疗。

14. 钙补的越多越好吗?

有人以为,钙补得多吸收的肯定也多,其实这样是错误的。因为钙的吸收通常是经过肠胃先吸收，进到血液里成为血钙，然后经过正常的新陈代谢到达骨骼，但是补钙过多就会难以吸收，变为高血钙，不利健康。钙是保持骨骼强壮的关键物质，但并非唯一所需。防治骨质疏松的原则和目的是增加骨骼中骨基质和骨矿物质的含量，防止骨质的分解，促进其合成；缓解或减轻因骨质疏松引起的疼痛及不适感。针对骨质疏松者骨钙丢失的情况，患者可选择对胃肠道刺激小的钙制剂，在医生指导下，按照不同年龄选择合适的剂量，以弥补丢失的钙，但绝不是补得越多越好，最好每晚睡觉前服用1次钙剂，以抵消夜间的低血钙，防止因低血钙刺激甲状旁腺素的过度分泌，造成骨骼分解和骨吸收过程的加快。如果在服用钙剂的同时加服维生素D，预防骨质疏松效果更好。除此以外，保持健康的生活方式、均衡膳食、合理营养、适度运动、常晒太阳同样重要，而且是药物无法替代的。

15. 多喝骨头汤能防止骨质疏松吗？

中国人有句老话："吃什么补什么。"很多骨质疏松患者认为补钙首选骨头汤，为反驳这个观点，有人做了个试验：用5公斤猪骨头加上5公斤水，在高压锅里熬10小时，结果一碗骨头汤中的钙含量不过10毫克。而同样一碗牛奶中的钙含量达到200多毫克，远远高于一碗骨头汤。

16. 用雌激素治疗骨质疏松会患癌症吗？

曾有报道，用雌激素治疗骨质疏松有一定风险，会导致女性患癌。目前医学界已达成共识，对同时伴有更年期症状的骨质疏松患者，可在医生指导下用雌激素替代疗法进行合理治疗，半年内查一次子宫、乳腺和卵巢有无病变。雌激素的使用原则是短期、低剂量，主要目的为改善更年期症状，且在治疗过程中应定期随访。假如该骨质疏松患者无更年期症状，那就不主张补充雌激素。

17. 年轻人就不会得骨质疏松了吗？

现代医学研究证明，无论男女，如果骨骼健康生长，骨骼最强健的时期是 20~40 岁，也就是说该时期骨骼达到了最高的骨量和最好的质量，骨骼是否能达到最好状态，与遗传和环境因素等有关。而一旦过了 40 岁，骨质流失的速度就超过形成速度，骨量开始下降，骨质逐渐变脆，随着年龄渐渐增大，患骨质疏松或发生骨质疏松性骨折的可能性也增大。所以，50 岁以上的女性，有半数会在有生之年发生一次与骨质疏松有关的骨折。然而，骨质疏松并非是老年人的"专利"，如果年轻时期忽视运动，常常挑食或节食，饮食结构不均衡，导致饮食钙的摄入少、体瘦，又不拒绝不良嗜好，这样达不到理想的骨骼峰值量，就会使骨质疏松这个老年病有机会侵犯年轻人，尤其是年轻的女性。因此，骨质疏松的预防要及早开始，使"年轻时期获得理想的骨峰值，享用一生"的口号变成现实。

18. 骨质疏松患者要多卧床休息吗？

骨质疏松容易发生骨折，保持正常的骨密度和骨强度需要不断地运动刺激，缺乏运动就会造成骨量流失。体育锻炼对于防止骨质疏松具有积极作用。另外，如果不注意锻炼身体，出现骨质疏松，肌力也会减退，对骨骼的刺激进一步减少，这样不仅会加快骨质疏松的发展，还会影响关节的灵活性，容易跌倒，造成骨折。

19. 现在市面上有许多检测、治疗骨质疏松的广告，可以相信吗？

现在许多城市出售钙制品的商店，为了促销而专门备有检测骨密度的仪器，大肆宣传，免费测试。因此许多人图方便赶去测量，其结果几乎人人都缺钙，老年人更是人人都是骨质疏松。显然，这种做法是不对的。因为，确诊骨质疏松或缺钙与否，不能通过一项检查就能决定，事实上，这些场所摆放的大多是"单光子骨密度测试仪"，这种测试并不准确，只能测人体手臂的尺骨和桡骨，而骨质疏松的主要危害在于腰椎和髋部。而且，许多场所检测人员并非正规医务人员。

有广告说，补钙产品卖得越贵，含钙量越高，吸收率就越高，效果也越好。有的补钙品宣称"沉积好、吸收快"，有的宣称"颗粒小"，甚至推出了"原子钙""纳米钙"，让人们觉得钙越细小越易吸收。实际上人体对钙的吸收利用率和钙产品的颗粒大小无关，而且要看是否具有生物活性。

20. 骨质疏松可以防范吗？

常听人说，骨质疏松是老年病，是机体老化的结果，人皆有之，对此只能听天由命。的确，骨质疏松的发生与年龄有关，年龄越大，发病率越高，但并不是说人人"在劫难逃"。一般而言，从年轻时就注重饮食补钙并坚持运动、保持合适体重的人，患骨质疏松的可能性较低，或将最大限度地推迟骨质疏松的发病年龄，病患即便出现，症状也较轻，且发展的速度较慢。

21. 一旦出现骨质疏松，就无法增加骨密度，只能延缓其流失了吗？

诊断骨质疏松的客观依据是骨密度下降，那么是不是骨密度下降后就无法再增加了呢？根据临床所见，有相当一部分患者在合理治疗一年后，复查显示骨密度上升，说明治疗并非只是延缓骨质的流失，而是使骨质流失停止，同时可以改善骨骼质量，是治本的。

22. 老年人治疗骨质疏松晚不晚？

很多老年人认为骨质疏松无法逆转，到老年期治疗已没有效果，为此放弃治疗，这是十分可惜的。有的老年患者，在骨质疏松已经发展到很严重的时候，也不到医院进行诊治，影响了生活质量，更耽误了治疗的时机，最重要的是，还有可能危及生命。

骨质疏松是因为老年后体内激素水平下降，各脏器功能的减退，导致破骨细胞活跃，骨吸收超过骨形成，骨量不断丢失所致。选择合理治疗，在钙剂和活性维生素D补充基础上，给予降钙素、双膦酸盐或雌激素受体调节剂等药物治疗，不仅可以延缓骨量的丢失，而且预防骨折的发生。可以说，只要接受正规的治疗，无论何时均可显效。对于那些已有腰酸背痛等症状的患者，治疗能显著缓解症状，最大限度地提高生活质量；特别对于一些已发生脊柱压缩性骨折或其他部位骨折的病人，更需要就诊，目前有很多药物可以有效控制疼痛，同时预防骨折再次发生。当然，从治疗的角度而言，治疗越早，效果越好。所以，老年人一旦确诊为骨质疏松，应接受正规治疗。

23. 我没有任何症状，能说明我没有骨质疏松吗？

许多老年人以为感觉良好，骨头不疼不痒的，就不会患骨质疏松，实际上，多数骨质疏松病人在初期都不出现异常感觉或感觉不明显。发现骨质疏松不能靠自我感觉，盲目拖延时间，不要等到发觉自己腰背痛或骨折时再去诊治。对于绝经前期妇女（45岁左右）和50岁左右男性，无论有无症状，应定期去具备双能X线吸收仪的医院进行骨密度检查，有助于了解您的骨密度变化。此外，特别要提醒大家必须重视的一个问题，就是骨质疏松并非都是原发性的，它可以由其他疾病引起，如甲状旁腺功能亢进症、恶性肿瘤、血液病等，这些疾病起病常常很隐匿，不容易被发现，但是后果严重，不能掉以轻心，应及早到正规医院就诊，明确诊断，可以为争取到最佳治疗而赢得宝贵时机。

24. 骨质疏松是小病，治疗无需小题大做？

骨质疏松不只是平时的腰酸背痛而已，发生骨折的风险会大大增加，一旦跌倒就容易发生骨折，尤其是老年人的髋部骨折危害极大。所以，生活方式调整、规范治疗和防止老人跌倒都是非常关键的。

25. 如何预防骨质疏松？

首先，每天要做适当的运动。适当运动可以增加骨骼肌肉系统强度，对骨骼健康最为有益的运动是负重运动，如步行、慢跑、爬楼梯、打网球、跳舞、打太极拳等，均可强化骨骼系统，并且增加肌肉的柔韧性，提高平衡能力，减少骨折发生几率。

其次，增加峰值骨量，改善骨质量。增加饮食中钙及蛋白质的摄入，钙质的摄入尤其是优质钙的摄入对于预防骨质疏松具有不可替代的作用，首选碳酸钙。提醒消费者对一些广告宣传要警惕，以免影响疗效。

第三，养成健康的生活习惯，保持正常饮食和起居作息，避免烟酒与过度熬夜。有资料显示，吸烟、饮酒、过量饮用咖啡、暴食红肉等不良习惯，对于骨质疏松的发生、发展具有推波助澜的作用。

最后，骨质疏松高危人群要重视居家安全，避免跌倒。

26. 如何治疗骨质疏松？

（1）基础措施：坚持健康的生活方式，摄入富含维生素 D、钙、低盐和适量蛋白质的均衡膳食，避免嗜烟、酗酒，慎用影响骨代谢的药物，进行适度的肌力锻炼和康复治疗，摄入适量钙剂可减缓骨量丢失，改善骨矿化。

（2）药物治疗

a. 合理使用钙剂。

b. 活性维生素 D，不仅能够增进肠钙吸收，促进骨形成和骨矿化，而且有助于增强肌力，提高神经肌肉协调性，防止跌倒倾向。

c. 双膦酸盐可提高腰椎和髋部骨密度，降低骨折风险及再骨折发生率。

d. 降钙素能够提高骨密度、改善骨质量、增强骨的生物力学性能，对降低椎体骨质疏松性骨折的发生率有明显作用。

二、名 医 名 院

北京	北京协和医院	北京市东城区王府井帅府园 1 号	张奉春	主任医师
			曾小峰	主任医师
			赵岩	主任医师
			李梦涛	主任医师
			唐福林	主任医师
			于孟学	主任医师
			董怡	主任医师
	北京大学人民医院	北京市阜成门内大街 133 号	栗占国	主任医师
			苏茵	主任医师
			杨铁生	主任医师
			穆荣	主任医师
	中国人民解放军总医院	北京市海淀区复兴路 28 号	黄烽	主任医师

续表

北京	中日友好医院	北京市朝阳区樱花园东街 2 号	吴东海	主任医师
			王国春	主任医师
	北京大学第一医院	北京西城区西什库大街 8 号	张卓莉	主任医师
	北京大学第三医院	北京市海淀区花园北路 49 号	刘湘源	主任医师
上海	上海交通大学医学院附属仁济医院	上海市黄浦区山东中路 145 号	鲍春德	主任医师
			陈顺乐	主任医师
			顾越英	主任医师
			吕良敬	主任医师
			叶霜	主任医师
	第二军医大学长征医院	上海市凤阳路 415 号	徐沪济	主任医师
	上海交通大学医学院附属瑞金医院	上海市黄浦区瑞金二路 197 号	杨程德	主任医师
	复旦大学附属华山医院	上海市乌鲁木齐中路 12 号	邹和建	主任医师
	第二军医大学长海医院	上海市杨浦区长海路 168 号	赵东宝	主任医师
			韩星海	主任医师
	复旦大学附属中山医院	上海市徐汇区枫林路 180 号	姜林娣	主任医师

续表

上海	上海市光华中西医结合医院	上海市新华路540号	何东仪	主任医师
江苏	南京大学医学院附属鼓楼医院	南京市鼓楼区中山路321号	孙凌云	主任医师
			冯学兵	主任医师
			王红	主任医师
	江苏省人民医院	南京市广州路300号	张缪佳	主任医师
			谈文峰	主任医师
			梅焕平	主任医师
	江苏省中医院	南京市汉中路155号	张梅涧	主任医师
			钱先	主任医师
			纪伟	主任医师
			苏建明	主任医师
			陆燕	主任医师
			汪悦	主任医师
安徽	安徽医科大学第一附属医院	合肥市蜀山区绩溪路218号	徐建华	主任医师
	安徽省立医院	合肥市庐阳区庐江路17号	李向培	主任医师
			厉小梅	主任医师
山东	山东大学齐鲁医院	济南市历下区文化西路107号	舒强	主任医师
四川	四川大学华西医院	成都市武侯区国学巷37号	石桂秀	主任医师

续表

湖南	中南大学湘雅医院	长沙市湘雅路87号	左晓霞	主任医师
	中南大学湘雅二医院	长沙市人民中路139号	陈进伟	主任医师
湖北	华中科技大学同济医学院附属同济医院	武汉市解放大道1095号	何培根	主任医师
			胡绍先	主任医师
山西	山西医科大学第二医院	太原市杏花岭区五一路382号	李小峰	主任医师
陕西	第四军医大学西京医院	西安市新城区长乐西路127号	吴振彪	主任医师
			朱平	主任医师
广东	中山大学附属第三医院	广州市天河区天河路600号	古洁若	主任医师
	广东省人民医院	广州市越秀区中山二路106号	张晓	主任医师
	中山大学附属第一医院	广州市中山二路58号	杨岫岩	主任医师
	中山大学孙逸仙纪念医院	广州市海珠区中大东南区277号	戴冽	主任医师
	广东省中医院	广州市大德路111号	邓兆智	主任医师
黑龙江	哈尔滨医科大学附属第一医院	哈尔滨市南岗区邮政街23号	张志毅	主任医师

续表

黑龙江	哈尔滨医科大学附属第二医院	哈尔滨市学府路246号	赵育松	主任医师
辽宁	中国医科大学附属第一医院	沈阳市和平区中山路97甲	肖卫国	主任医师
吉林	吉林大学中日联谊医院	长春市仙台大街126号	毕黎琦	主任医师